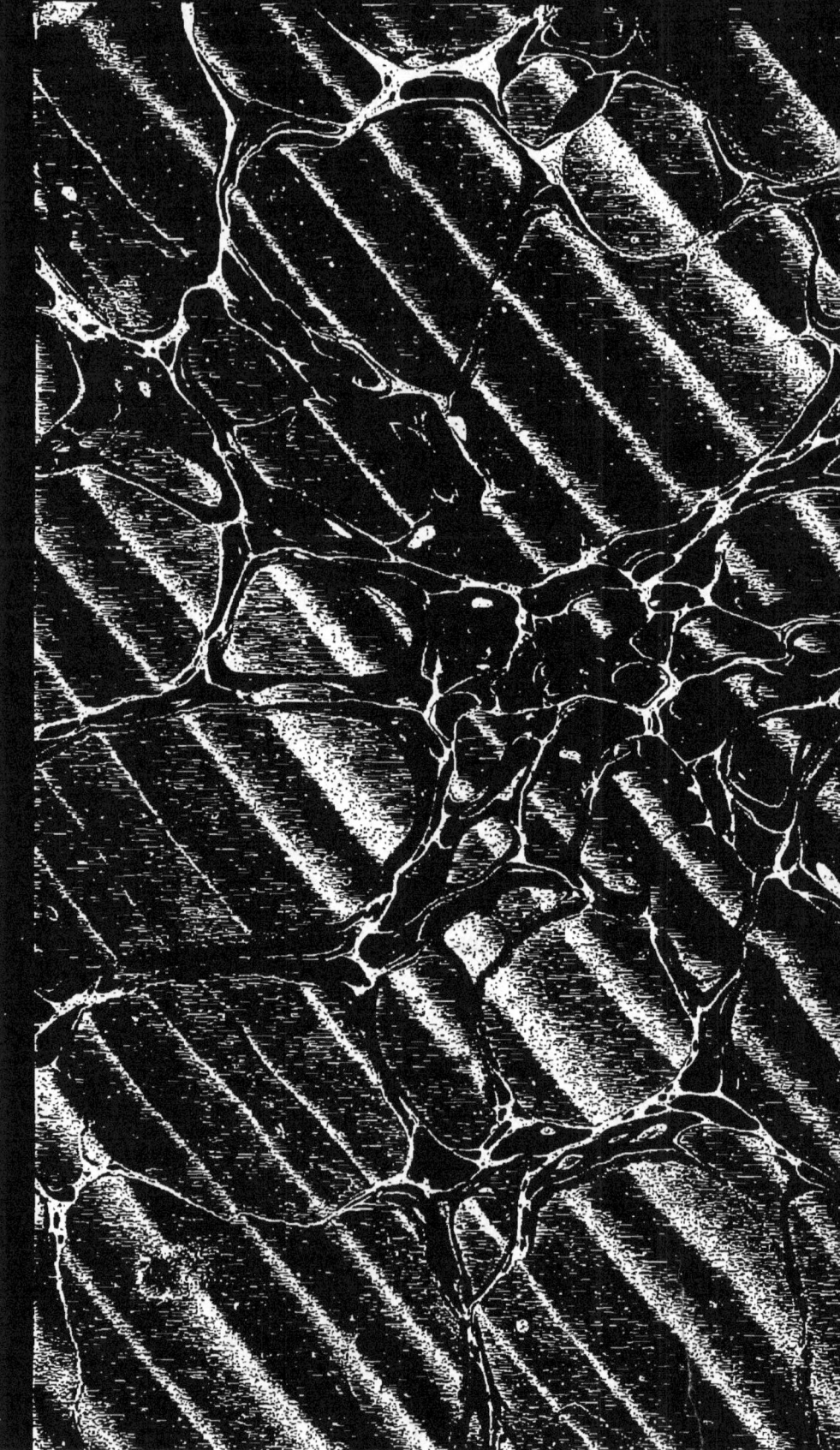

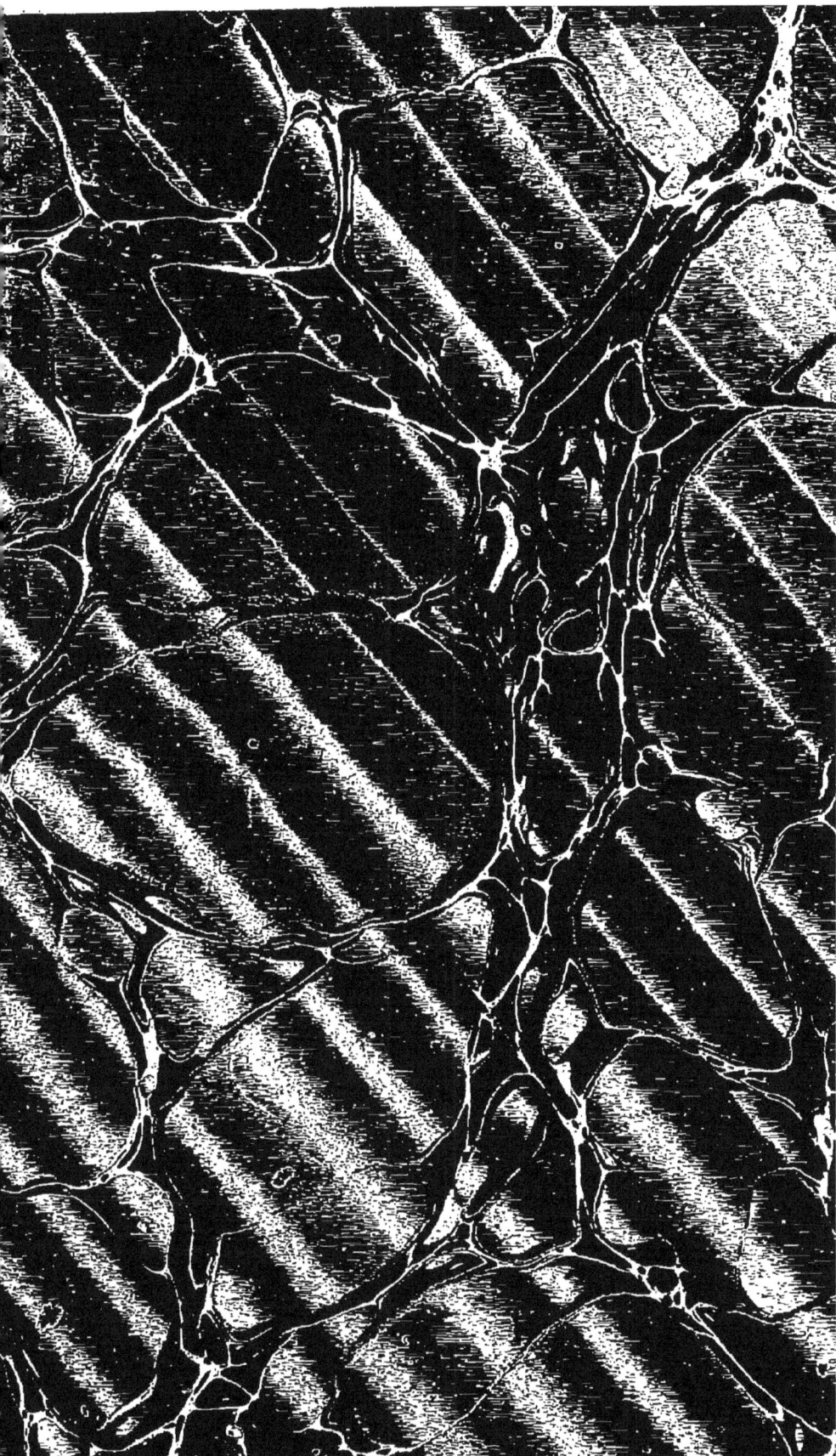

Tc $\frac{52}{2}$

T 2322.
A. a.

# MÉMOIRES
## SUR
# LE TRAITEMENT
## MÉTHODIQUE
# DES FLUXIONS,
## ET SUR
# LES COLIQUES ILIAQUES

*Qui sont essentiellement nerveuses.*

Par P. J. BARTHEZ.

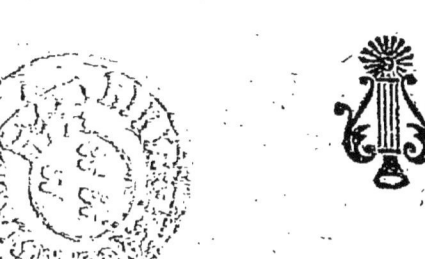

A MONTPELLIER,

Chez SEVALLE, Libraire, Grand'Rue.

1816.

# PREMIER MÉMOIRE.

*Du traitement méthodique des fluxions, qui sont des élémens essentiels dans divers genres de maladies.*

### I.

J'appelle *fluxion* tout mouvement qui porte le sang ou une autre humeur sur un organe particulier, avec plus de force, ou suivant un autre ordre que dans l'état naturel.

La fluxion peut être aiguë ou chronique. Elle est un élément essentiel dans la formation d'un nombre indéfini de genres de maladies, tant aiguës que chroniques; particulièrement de celles qui constituent les obstructions, les inflammations, les ulcères et les divers flux.

Dans ces maladies, l'élément de la fluxion présente très-communément des indications distinctes et majeures. Par cette raison, il est avantageux, pour établir plus parfaitement les méthodes de traitement de ces maladies, d'avoir bien déterminé les règles du traitement spécial qui convient à la fluxion considérée en elle-même.

Il me paraît qu'une des principales causes des incertitudes que présente le traitement de ces maladies, dont la fluxion est une partie essentielle, est que les auteurs, tant anciens que modernes, et même les plus méthodiques, n'ont point fixé avec la précision et les détails nécessaires, les lois du traitement de la fluxion en général, et les applications de ces lois.

## II.

Hippocrate, Galien, et leurs sectateurs, ont donné sur ce sujet beaucoup de préceptes épars; mais seulement d'une manière incidente, et en parlant de divers genres de maladies particulières, inflammatoires ou autres. Cette manière a dû influer sur les contradictions qu'on remarque entre Hippocrate et Galien, par rapport au traitement des fluxions.

Cependant ces contradictions de ces deux auteurs ne sont quelquefois qu'apparentes. C'est pourquoi il n'est pas inutile de rechercher si leurs assertions qui semblent opposées, peuvent s'accorder; et, dans ce cas, le seul moyen solide de les concilier, est de faire voir qu'elles s'appliquent également à des faits établis par l'observation médicale.

C'est ainsi que les plus habiles commentateurs d'Hippocrate, tels que Duret et Prosper Martianus, ont bien vu que la meilleure manière d'éclaircir et de commenter Hippocrate, est d'en expliquer les textes difficiles, en les rapportant uniquement aux faits observés dans la médecine-pratique.

Les auteurs galéniques qui ont écrit fort au long sur le traitement des fluxions, tels que Mercatus (1), sont aussi tombés dans le défaut de ramasser des observations partielles, qu'ils n'ont point rapportées à des principes fixes et uniformes : et ce vice fondamental les a conduits à donner sur le traitement des fluxions, des règles douteuses et incohérentes, qu'on ne peut réduire en un corps de doctrine solide.

### III.

Je me propose de faire voir comment ce vide, qui a subsisté jusqu'à présent dans la doctrine médicale, peut et doit être rempli, en ne faisant usage que des faits constatés

---

(1) Dans ses deux livres *de recto præsidiorum artis medicæ usu.*

par des observateurs éclairés et exempts de préjugés, et en rapportant ces faits à des principes généraux, qui en sont les résultats simples et nécessaires.

Je vais exposer d'abord ces principes généraux, et j'en donnerai ensuite de nombreuses applications.

Je donne aux évacuations et aux irritations attractives *(épispases)* considérées par rapport à un organe particulier (d'où naît la fluxion, ou bien auquel elle se termine) le nom de *révulsives*, lorsqu'elles se font dans des parties éloignées de cet organe; et le nom de *dérivatives*, lorsqu'elles se font dans des parties voisines de cet organe.

IV. *Premier Principe.*

Lorsque dans une maladie, la fluxion sur un organe est imminente, qu'elle s'y forme et s'y continue avec activité; comme aussi lorsqu'elle s'y renouvelle par reprises périodiques ou autres; on doit lui opposer des évacuations et des attractions *révulsives* par rapport à cet organe. Dans tous ces cas, les dérivations auraient peu d'effet pour détourner et affaiblir la tendance de la fluxion. Il faut la combattre puissamment par de grandes distractions des forces de la nature, à qui l'on imprime des ensembles de mouvemens *(synergies)* qui tendent vers des organes éloignés, et qui sont perturbateurs des mouvemens qu'affecte la fluxion.

## V. *Second Principe.*

Lorsque la fluxion est parvenue à l'état fixe, dans lequel elle se continue avec une activité beaucoup moindre qu'auparavant (dans les maladies aiguës); ou lorsqu'elle est devenue faible et habituelle (dans les maladies chroniques); on doit en général, préférer les attractions et les évacuations *dérivatives* qui se font dans les parties voisines de l'organe qui est le terme de la fluxion.

Les mouvemens de la fluxion étant alors concentrés auprès de l'organe qui en est le terme, il sympathise d'autant plus faiblement avec les parties éloignées : et la nature ne peut ressentir utilement que l'influence sympathique qu'exercent sur cet organe les affections excitées dans les parties qui en sont voisines.

Il est un grand nombre de maladies, où la fluxion totale est composée de plusieurs reprises particulières de fluxion ; de sorte qu'il est difficile de déterminer dans les divers temps de la fluxion totale, si on doit la traiter comme étant parvenue à son état fixe, ou comme étant dans l'imminence de son renouvellement paroxystique.

On a été fondé à dire en général, qu'il faut considérer avec soin, dans le traitement des fluxions; si les humeurs se meuvent avec force et en abondance, ou peu à peu et doucement; continuellement ou par intervalle : afin de régler sur ces différences, les révulsions ou les dérivations.

## V I. *Troisième Principe.*

Après avoir fait précéder les révulsions et les dérivations qui sont indiquées, il faut souvent recourir à des attractions ou à des évacuations qu'on appelle *locales*, parce qu'elles se font dans les parties les plus voisines qu'il est possible de celle où se termine la fluxion ; et où elle est comme concentrée, l'affection forte de cette partie l'isolant en quelque manière de tout le reste du corps.

Il est encore souvent nécessaire, pour arrêter les progrès de la fluxion, lorsque l'organe qui en est le terme est le plus vivement affecté, d'employer alternativement des attractions et des évacuations locales, pendant qu'on fait usage de celles qui sont dérivatives, et même de celles qui sont révulsives.

## VII. *Quatrième Principe.*

Les principes précédens se rapportent aux cas où la fluxion qui se jette sur un organe, vient de diverses parties du corps qui ne sont connues que vaguement ; et où l'organe qui reçoit cette fluxion, est le seul bien déterminé.

Mais dans les maladies où l'organe dont vient la fluxion, peut être assigné ou bien connu ; l'affection de cet organe présente un autre ordre d'indications essentielles. Ce dernier cas est beaucoup plus commun dans les fluxions qui ont lieu dans les maladies chroniques.

Dans ce cas, il faut établir une dérivation constante, non auprès de l'organe où la fluxion se termine, quoiqu'il soit principalement affecté ; mais auprès de l'organe d'où cette fluxion prend son origine.

Je donnerai des développemens de ce quatrième principe, en traitant du choix de l'application des cautères, dans des divers cas de fluxions habituelles où ils peuvent être indiqués. —

## VIII. *Cinquième Principe.*

L'utilité de la dérivation dans les cas où elle est indiquée, tient à cette sympathie particulière et puissante, que les parties du corps vivant exercent entre elles à raison de leur voisinage ( qui leur donne des vaisseaux et nerfs communs, etc. ).

Les remèdes qu'on emploie comme révulsifs, et sur-tout comme dérivatifs, ont d'autant plus d'efficacité, qu'ils sont appliqués à l'endroit des organes qui ont les sympathies les plus fortes et les plus constantes, avec l'organe par rapport auquel on veut opérer une révulsion ou une dérivation.

Ainsi il est généralement plus avantageux de placer les remèdes révulsifs ou dérivatifs, dans la même moitié latérale droite ou gauche du corps où se trouve cet organe : parce que c'est une sympathie très-puissante et très-générale que celle des organes qui sont situés ainsi dans une même moitié du corps.

Cette sympathie est prouvée par des faits sans nombre, observés depuis Hippocrate jusqu'à nos jours. L'on a reconnu dans tous les temps, qu'une hémorragie critique du nez se fait plus avantageusement par la narine droite dans l'inflammation du foie, et par la gauche dans les maladies de la rate : que les abcès spontanés les plus salutaires, sont ceux qui se forment dans la même moitié latérale du corps où est la partie affectée; *( secundum rectitudinem loci affecti, Cat'ixin )* : etc.

M. Dupui (1) a fait une grande collection de semblables observations, qui établissent pathologiquement une division radicale de l'homme intérieur en ses deux moitiés droite et gauche : et il serait facile d'ajouter à cette collection un très-grand nombre de faits analogues.

Les anciens ont fait la plus grande attention aux sympathies des organes, dans le traitement des maladies causées par les fluxions. Mais les écrivains de ces deux derniers siècles ont été portés à négliger ce traitement, par ce motif même, qu'il était lié à la considération des sympathies.

Ces modernes se sont accordés à rejeter l'étude et la discussion des faits que les anciens avaient observés relativement à cette doctrine des sympathies, ainsi qu'à plusieurs autres points importans de la science médicinale. Ils ont cru pouvoir négliger l'étude d'un nombre immense de faits de détails, sur lesquels cette science doit porter; en prétendant que la recherche en est devenue

---

(1) Dans sa dissertation *de homine dextro et sinistro*, *Lugd. Batav.* 1780.

inutile depuis la découverte de la circulation de sang. Cependant cette grande découverte ( qui reste encore elle-même imparfaitement déterminée) n'a réellement éclairé qu'un petit nombre d'objets dans la médecine-pratique.

## IX.

Les principes généraux que je viens d'exposer, ont les applications les plus étendues dans le traitement des fluxions, relativement au choix des saignées, et à l'usage des épispastiques et des cautères. Ces divers remèdes, employés comme révulsifs ou comme dérivatifs, sont les seuls que je me propose maintenant de considérer dans la cure des fluxions.

Je traiterai dans un second mémoire, ce qui regarde l'emploi des épispastiques et des cautères. Je me bornerai dans ce premier mémoire, à faire voir comment les principes précédens s'appliquent au choix des saignées qui doivent être faites en différentes parties du corps ; suivant les cas et les périodes des fluxions inflammatoires ou autres, aiguës ou chroniques.

## X.

Quelque vagues et confuses que fussent les règles qu'ont donné les anciens auteurs, en se conformant plus ou moins à la doctrine d'Hippocrate ou à celle de Galien, sur le choix des saignées dans les divers états de la fluxion inflammatoire ou autre ; elles étaient encore sans comparaison plus utiles, que n'ont été les lois de la révulsion et de la dérivation qu'on doit opérer par la saignée, qu'ont cru pouvoir établir sur des théories prétendues hydrauliques, plusieurs écrivains de ce siècle ( tels que Silva, Chevalier, Quesnay et autres ). Ces dernières lois n'ont pu être adoptées que par des hommes peu versés, et dans la science de l'Hydraulique, et dans celle de la Médecine-pratique.

## X I.

Dans le traitement d'une fluxion, qui doit être combattue par des saignées dérivatives ou locales; lorsqu'il y a pléthore, ou orgasme de la masse du sang, pour pratiquer ces saignées avec plus de sécurité et de succès, il faut toujours faire précéder une saignée ou autre évacuations générale plus ou moins forte.

Les anciens qui faisaient des saignées très-fortes pouvaient remédier à la pléthore ou à l'orgasme du sang, par la même saignée qu'ils employaient pour produire la dérivation. Mais chez les modernes, les saignées dérivatives étant beaucoup moins considérables, ont communément des effets nuisibles, lorsqu'on n'a point fait précéder des évacuations générales qui pouvaient être indiquées.

J'ai vu des exemples nombreux des suites pernicieuses, qu'a l'ignorance ou la négligence de cette règle essentielle du traitement des fluxions, que la routine des gens de l'art paraît avoir fait oublier totalement.

Ainsi j'ai vu très-fréquemment des fluxions inflammatoires sur les yeux, qui auraient été d'abord faciles à résoudre ; devenir ou fort graves, ou long-temps rebelles ; parce qu'on avait appliqué dans leurs premiers temps, et sans avoir fait précéder une évacuation générale convenable, des sangsues au tempes ou à d'autres parties voisines des yeux affectés.

## XII.

Lorsque la fluxion n'est qu'imminente, ou n'est point encore établie, on convient qu'il faut préférer la saignée révulsive. Ainsi lorsqu'une partie du corps vient de souffrir un coup, une chute, ou une autre impulsion violente ; il faut détourner par une saignée révulsive, la fluxion des humeurs qui tendent à se jeter sur cette partie affaiblie.

Dans les premiers temps de l'invasion et des accroissemens de la fluxion, on doit y ordonner d'abord la saignée révulsive ; et d'autant plus, lorsqu'on est fondé à croire que le traitement de cette fluxion exigera plusieurs saignées. Telle est la pratique que Galien a suivie, et qu'il a attribuée à Hippocrate : et le précepte en est appuyé sur l'observation de tous les temps.

Quand la fluxion est dans l'état, ou bien fixée ; s'il y a lieu de penser qu'une seule saignée sera suffisante ; il faut que cette saignée soit dérivative. On doit alors toujours suivre cette pratique, qui d'ailleurs était celle d'Hippocrate, comme Prosper Martianus l'a démontré.

Elle souffre seulement une exception dans les cas où la fluxion porte sur l'une des extrémités supérieures ou inférieures. On voit que dans ces cas, à moins que la fluxion ne soit invétérée, on l'aggraverait en ouvrant une veine située dans la même extrémité.

## XIII.

Lorsqu'une fluxion inflammatoire qui se porte à la tête, est parvenue à son état fixe, où elle se soutient sans variations ; la saignée de la jugulaire y est pareillement indiquée ( comme l'ont enseigné les auteurs cités par Tralles ). La saignée du pied est contr'indiquée dans ces cas, comme l'a vu Short, qui dit fort bien qu'on doit s'abstenir de la saignée du pied, lorsqu'il y a refroidissement des extrémités, avec des douleurs de tête fort vives, et d'autres signes qui donnent lieu de juger que l'inflammation est formée dans la tête.

Mais il faut saigner du pied, et non du bras, lorsqu'il n'y a que des indices d'un *raptus*, ou d'une tendance plus ou moins forte d'une fluxion de sang vers la tête. Baglivi a fait à ce sujet une observation importante. Il a vu (1) que dans des fièvres malignes où la saignée du pied était utile, la saignée du bras déterminait tout l'effort de la maladie à se porter impétueusement à la tête, d'où s'ensuivait le délire, des affections soporeuses, etc.

## XIV.

La saignée du pied peut avoir très-promptement des effets salutaires dans les fluxions sanguines et inflammatoires qui occupent les parties inférieures du bas-ventre.

---

(1) *Praxeos medicæ.* Lib. 1. cap. 13. n. VI.

Galien assure qu'il a eu guéri dans un jour par la saignée du pied, des sciatiques causées par l'accumulation du sang dans les vaisseaux des parties voisines de la hanche. — Hoffmann a eu fait saigner du pied, avec un succès soudain, un homme attaqué de dysurie, et tourmenté de douleurs cruelles, dans les lombes, les flancs, la vessie, et parties génitales. — J'ai procuré plusieurs fois un prompt soulagement, par la saignée du pied, dans un flux imparfait et douloureux des hémorroïdes.

Il est pourtant vrai que Galien a conseillé, et la saignée du bras, et celle du pied, dans la sciatique sanguine. Mercatus qui en a fait la remarque, a tâché d'ôter la contradiction apparente de ces deux conseils : mais ce qu'il dit là-dessus, n'a rien de satisfaisant. Ces conseils divers conviennent à divers cas de la sciatique sanguine, en partant du principe que je vais exposer.

## X V.

Pour décider si la saignée dérivative est indiquée ou non, dans une fluxion sanguine ou inflammatoire parvenue à son état, il faut sur-tout reconnaître si cette fluxion est produite par une pléthore de sang particulière à l'organe affecté, ou bien si elle est entretenue par une pléthore générale.

Mercatus a peut-être senti cette distinction; mais il l'a présentée d'une manière vague et vicieuse ; lorsqu'il a dit qu'il est plus utile de saigner du pied dans la suppression des règles., qui est causée par l'obstruction des conduits du sang menstruel, et par l'inondation des humeurs dans ces parties. En effet, il est une infinité de cas où la saignée du pied n'est point indiquée par les obstructions de la matrice, même lorsqu'elles déterminent un plus grand afflux des humeurs sur ce viscère.

Une dame, à la suite d'une répression violente d'une hémorragie utérine, souffrait des douleurs horribles dans les régions lombaire et hypogastrique, qui revenaient tous les mois au temps des règles, et duraient environ quinze jours à chaque reprise. On combattit vainement ces douleurs par plusieurs saignées du bras et par beaucoup de narcotiques. Les médecins ordinaires de cette dame craignaient que la saignée du pied ne déterminât l'inflammation de la matrice. Je prescrivis cette saignée, et la fis répéter avec le plus grand succès au deux retours suivans du période des règles ; je donnai ensuite des remèdes qui rendirent plus libre l'évacuation menstruelle ; et cette dame fut parfaitement guérie.

La saignée du pied peut être aussi utile pour prévenir l'avortement, dans les cas où cet accident peut être produit par une congestion de sang qui se forme actuellement sur la matrice. Sthal n'est pas le premier qui ait fait cette observation, comme l'a cru son disciple Storch. Zacutus Lusitanus me semble en être le premier auteur ; et quoiqu'il ait été absurdement calomnié à ce sujet, il a eu plusieurs imitateurs. Ainsi Henriquez de Villacorta fit saigner, avec succès et plus d'une fois, du pied, une dame attaquée au sixième mois de la grossesse, d'une fièvre tierce sous-continue ; qui avait été saignée quatre fois du bras sans aucun soulagement, et dont il jugea que la maladie était entretenue par la pléthore des vaisseaux utérins. Cependant cette pratique me paraît trop hasardeuse, à cause de la commotion que la saignée du pied peut faire ressentir spécialement dans la matrice.

## XVI.

D'après tout ce qui a été dit, on voit que lorsque la fluxion a atteint son état d'une manière fixe, la saignée dérivative est généralement celle qui est indiquée. Mais lorsqu'on observe que la fluxion qui paraissait être dans un état fixe se renouvelle à plusieurs reprises ; il faut employer ensuite la saignée révulsive.

Telle paraît avoir été la principale raison pour laquelle Hippocrate, dans les maladies par fluxion qui indiquaient plusieurs saignées, ayant commencé par la saignée dérivative, passait ensuite à la saignée révulsive. Prosper Martianus l'a prouvé : il a dit d'ailleurs que Galien, dans les cas de fluxion où il faut saigner plusieurs fois, a suivi un ordre contraire à la pratique d'Hippocrate. Mais cela paraît fort douteux ; puisque suivant ce que Galien a dit (1), Hippocrate doit avoir employé la saignée révulsive dans les fluxions *commençantes*.

Cette pratique, que j'attribue à Hippocrate, de faire succéder des saignées révulsives à la dérivative, lorsque la fluxion qui semblait être parvenue à son état fixe, se renouvelle par reprises, a été suivie dans tous les temps par les médecins éclairés. Ainsi les praticiens qui ont le génie de leur art, ou beaucoup de sagacité naturelle et acquise, savent placer avec un succès surprenant une saignée du pied, dans ces redoublemens d'une fièvre aiguë fort avancée, où il se reproduit un mouvement violent d'une fluxion de sang vers la tête, qui cause le délire, ou une affection soporeuse, etc.

---

(1) *Meth. med. L. VII. cap. ult.*

## XVII.

Les saignées locales se font par le moyen des scarifications ou des applications des sangsues sur l'endroit de la peau qui répond à la partie affectée. Ces saignées sont encore plus puissantes que les saignées dérivatives pour affaiblir sympathiquement la sensibilité de l'organe qui est le terme de la fluxion, et pour résoudre l'affection spasmodique qui est si généralement produite dans cet organe.

Mais à raison même de l'affaiblissement que ces évacuations de sang locales causent dans l'organe affecté; on a lieu de craindre qu'elles n'aggravent la fluxion qui se porte sur cet organe; si on ne les fait précéder d'une évacuation du sang générale, lorsqu'elle est indiquée par la pléthore ou par l'orgasme du sang, ainsi que je l'ai dit ci-dessus ( Art. xi ).

J'ajoute ici qu'il est des genres de maladies, où quoique la pléthore ait été détruite, et l'orgasme abattu par les évacuations générales que comportait l'état des forces du malade, la saignée locale est nuisible; parce que ces évacuations générales n'ont pu faire cesser la disposition prochaine au renouvellement de l'affection inflammatoire. C'est ce que j'ai observé particulièrement dans plusieurs cas de rhumatisme ; où, quoiqu'on eût pratiqué des évacuations générales qu'on pouvait croire suffisantes, l'application des sangsues sur la partie affectée déterminait une aggravation considérable et permanente de l'affection rhumatique de cette partie.

Hippocrate a connu combien il est généralement utile de faire précéder les saignées locales par des saignées générales révulsives ou dérivatives. C'est pourquoi, dans l'origine, il faisait saigner du bras avant de faire ouvrir une veine sublinguale ou ranine. Prosper Martianus a mal vu ce procédé d'Hippocrate, comme faisant une exception à sa méthode générale, de commencer toujours le traitement d'une fluxion inflammatoire par la saignée dérivative.

## XVIII.

Il faut encore observer, qu'il est souvent nécessaire de recourir aux saignées locales, pour affaiblir dans la partie affectée la chaleur et la sensibilité qui peuvent y attirer et y perpétuer la fluxion ; avant qu'on n'ait pu faire précéder toutes les saignées générales que la nature de la maladie peut indiquer.

Galien est le premier auteur de cette remarque essentielle. Il a très-bien vu que la sensibilité vicieuse de l'organe affecté peut y entretenir la fluxion, et la rendre pernicieuse, quoiqu'on répète à l'excès les évacuations révulsives qu'on propose à cette fluxion. Jacot dit que ce précepte est aussi important qu'ignoré du vulgaire. Vallesius recommande aussi beaucoup cette pratique, comme étant conforme aux vrais principes de la méthode; et il assure que, par ce procédé, il a sauvé la vie, d'une manière frappante, à plusieurs malades attaqués d'inflammations internes des plus dangereuses.

## X I X.

Dans le traitement méthodique des fluxions, les révulsions et les dérivations qu'on veut opérer par la saignée, doivent être faites par l'ouverture des veines qui sont dans la même moitié latérale droite du corps où est l'organe principalement affecté. Mais il arrive quelquefois que ce traitement méthodique manque d'effet; et qu'il faut avoir recours à d'autres saignées dont le choix n'étant point indiqué par des principes généraux, n'a pu être trouvé que par voie d'essai, de sorte que ces saignées agissent d'une manière indéfinie et comme perturbatrices.

Il est des fluxions anciennes où, après avoir employé inutilement les saignées des veines situées dans la même moitié latérale du corps où est l'organe affecté ; on réussit mieux en ouvrant des veines de la moitié opposée du corps. Ainsi Hippocrate a conseillé la section des veines occipitales, pour guérir des fluxions invétérées sur les yeux. Il a dit aussi (1) qu'une saignée faite à la veine verticale du front, est utile dans les douleurs qui se font sentir au derrière de la tête ( ce qu'on peut rapporter aux communications que les branches de cette veine frontale ont avec les veines occipitales ).

On assure avoir souvent obtenu des succès singuliers, dans le traitement de diverses maladies causées par des fluxions rebelles, par la section d'une artère ou d'une veine très-petite, et spécialement par celle de la salvatelle.

Dans des hémorragies excessives, venant d'une cause interne, les anciens faisaient un cas particulier de cette saignée de la salvatelle, qu'ils répétaient plusieurs fois. Thiery atteste avoir vu en Espagne, des pleurétiques qui, étant toujours affectés des symptômes de l'inflammation de poitrine, et étant tombés dans une grande faiblesse après qu'on leur avait fait plusieurs saignées, étaient

---

(1) *Aphor.* 68, sect. 5.

guéris par une saignée de la salvatelle, du côté où était la douleur.

Baglivi rapporte à une cause occulte (comme est, par exemple, celle de la sympathie singulière qu'on a observée entre la poitrine et les gras des jambes) le succès complet qu'il assure que la saignée de la salvatelle a eu souvent pour guérir des fièvres intermittentes, qui n'avaient pu céder à aucun remède (digestif, résolutif, ni fébrifuge). Un de mes amis m'a assuré avoir vu plus d'une fois, que la saignée de la salvatelle gauche avait été singulièrement utile dans des engorgemens de la rate. Ce fait peut être lié avec celui que je viens de citer de Baglivi; mais l'un et l'autre sont pareillement inexplicables.

## X X.

Je vais rappeler les principales règles que j'ai données dans ce mémoire, sur le choix des saignées, dans le traitement méthodique des fluxions, en présentant l'application de ces règles au traitement des fluxions inflammatoires sur la poitrine.

C'est faute d'avoir déterminé, relativement à des règles fondamentales, les effets des diverses saignées dans les divers cas de ces fluxions de poitrine; que les anciens et les modernes ont trop généralisé les conséquences de leurs observations, et ont donné des préceptes contradictoires sur le choix des saignées dans ces maladies.

Ainsi Hippocrate, Galien et presque tous leurs sectateurs ont ordonné, dans la pleurésie, de saigner du bras du côté de la douleur. Archigène, Arétée, et presque tous les Arabes, ont prescrit de saigner du côté opposé à la douleur. Cette division d'opinions est exposée avec les plus grands détails dans des dissertations savantes de Brissot et de Moreau.

Depuis la découverte faite par Cesalpin et par Harvey de la circulation du sang, la plupart des auteurs ont pensé, comme Freind, que cette question était indifférente. Malgré ce préjugé, devenu presque général, Triller a soutenu vers le milieu de ce siècle, que des expériences comparées faisaient voir, qu'il est plus avantageux, dans la pleurésie, de saigner du côté affecté : et son assertion a été appuyée par Ludwig et par Lentin.

Mais ces expériences comparées nous ont prouvé seulement, que la saignée du côté affecté réussit plus souvent dans la pleurésie et la péripneumonie, que la saignée du côté opposé : et elles n'ont point été relatives à la détermination des temps et des cas de ces fluxions inflammatoires de poitrine, où chacune de ces saignées doit être employée de préférence, et avoir plus de succès que l'autre.

Je vais exposer les résultats les plus assurés que je crois que donnent les observations des anciens et des modernes, sur le choix des saignées dans ces premiers temps des fluxions inflammatoires sur la poitrine, où ces fluxions doivent être principalement combattues par la saignée. Ces résultats sont ceux auxquels je me suis conformé dans le cours de ma pratique, avec toutes les apparences du plus grand succès que puissent avoir les saignées dans ces maladies.

## XXI.

Dans le commencement d'une fluxion inflammatoire sur la poitrine, il faut faire révulsion, en saignant d'une partie éloignée, comme quelquefois du pied ( ce que j'ai trouvé particulièrement utile, lorsque la douleur occupait une des parties supérieures de la poitrine ); et communément du bras du côté opposé au siége de la douleur. Piquer dit : que la meilleure méthode, dans la pleurésie, est de saigner d'abord du pied, ensuite du bras opposé au côté de la douleur, et en troisième lieu, du bras du même côté.

Dans l'état de la fluxion ( c'est-à-dire,

lorsque ses accroissemens gradués ont cessé, et qu'elle est parvenue à un degré assez constamment fixe), on doit saigner du bras du côté qui est affecté, et y répéter la saignée, suivant l'indication.

Il arrive souvent que la fluxion inflammatoire sur la poitrine se renouvelle par des reprises, qu'il faut observer avec beaucoup d'attention, pour y placer de nouveau des saignées révulsives. C'est ce qui a lieu sans doute dans ces inflammations de poitrine, ou Réga a vu, qu'après avoir saigné plusieurs fois inutilement du bras, on avait guéri par la saignée du pied ; quoique cette saignée n'eût point été indiquée par aucun symptôme de délire, ni d'affection de la tête.

Les saignées locales, pourvu qu'elles aient été précédées d'autres saignées, peuvent être très-salutaires dans plusieurs cas d'inflammation de poitrine. Leur usage a été d'autant plus négligé, depuis qu'on a généralement reconnu l'utilité qu'a, dans cette maladie, l'application d'un vésicatoire à l'endroit de la douleur, après qu'on a fait précéder la saignée. Mais il est plusieurs cas où l'application de ce vésicatoire est entièrement contr'indiquée (comme je le dirai dans le mémoire suivant); et parmi ces cas, j'ai trouvé qu'il en est où l'on peut obtenir les meilleurs effets de l'application des sangsues employée convenablement, et même alternativement avec les saignées ( d'après le conseil de Galien que j'ai cité ci-dessus ).

## XXII.

Il semble qu'après avoir fixé les règles du choix des saignées dans le traitement des fluxions ; on pourrait déterminer de même, par analogie des principes et des préceptes relatifs au choix que l'on doit faire dans ce traitement, des autres évacuations d'humeurs particulières par les voies d'excrétion qui leur conviennent.

Mais les rapports des diverses sortes d'évacuations d'humeurs particulières, aux divers genres de maladies dont les fluxions peuvent être des élémens essentiels, sont si variés ; que ce ne peut être d'après des principes généraux, mais seulement d'après des considérations relatives à la nature de chaque genre de ces maladies, qu'on doit y fixer le choix et l'ordre des évacuations d'humeurs particulières.

Hippocrate n'a point connu ce principe, que je crois qu'on peut regarder comme fondamental. C'est pourquoi il a donné des règles très-vicieuses sur l'emploi des divers évacuans qui peuvent convenir aux diverses maladies où la fluxion présente une indication majeure. Il a suivi à l'égard de ces évacuans, une pratique analogue à celle qu'il suivait sur le choix des saignées : ce qui l'a conduit à des erreurs manifestes.

Ainsi, dans une maladie qu'il jugeait devoir être traitée par l'évacuation des premières voies, il purgeait le malade par en haut, si l'organe souffrant était au-dessus du diaphragme, et par en bas, s'il était placé au-dessous (1). Cependant on sait que cette pratique est sujette à de nouvelles exceptions; comme, par exemple, dans des cours de ventre invétérés, où Hippocrate lui-même a eu conseillé de faire vomir, etc.

Dans les maux de tête violens, produits par des causes différentes; comme par la pituite, par l'ivresse même, et autres; les médecins de l'école d'Hippocrate employaient d'abord de forts sternutatoires. Ils faisaient aussi ouvrir une veine de l'extérieur de la tête, et ensuite ils purgeaient, ou faisaient vomir comme arbitrairement (2).

Vallesius a très-bien remarqué contre cette méthode de traitement, qu'il attribue à Hip-

---

(1) *Aph.* 18, sect. *IV.*
(2) *De affectionibus*, sect. I, cap. II, et *de morbis*, lib. III, cap. VIII.

pocrate ; que les sternutatoires sont déplacés dans tous les cas des maladies de la tête où il y a de la fièvre (1) : et que lorsque l'affection de la tête est inflammatoire, les vomitifs y sont nuisibles, et l'opération des purgatifs y est généralement suivie d'un état soporeux.

## XXIII.

Lorsque je rappelle ces erreurs d'Hippocrate et de ses disciples, et que j'indique une cause générale qui les a multipliés, je ne puis avoir pour objet d'affaiblir le respect dû au génie de ce grand homme.

Hippocrate a porté au plus haut degré cette sagacité, qui, dans des sciences de faits dont les détails sont immenses, comme est la médecine-pratique, peut faire saisir et fixer des rapprochemens à la fois simples et vastes ; les seuls qui puissent convertir des combinaisons de faits en principes de la science. Il est douteux s'il a jamais existé un autre homme dont la tête fût aussi bien organisée pour donner des bases à la médecine : mais il me paraît certain que tous les autres médecins célèbres *ressemblent* si peu

---

(1) Suivant cette maxime d'Hippocrate lui-même. (*De loc. in hom.* c. 12.) *Febricitanti caput ne purgato, ne furiosus fiat.*

à Hippocrate, qu'aucun d'eux ne peut être nommé le second dans la même carrière.

Cependant il est essentiel de remarquer que l'instrument de l'analogie, qu'Hippocrate a employé le plus souvent avec tant d'habileté et de succès, lui a présenté quelquefois des inductions trompeuses, dont il est nécessaire de se garantir.

Il importe surtout de reconnaître que, s'il n'est point d'autorité qui puisse sanctionner des erreurs, elles ne doivent jamais servir de prétexte à l'ignorance pour négliger des vérités utiles qui se trouvent placées à côté de ces erreurs, ou qui même ont pu y conduire par de faux raisonnemens.

Ainsi, quoique l'on puisse trouver dans Hippocrate, Galien et leurs sectateurs plusieurs assertions vicieuses et opposées entre elles sur le choix des saignées, et sur l'emploi d'autres évacuations dans les fluxions; on doit toujours s'attacher à recueillir les résultats des observations relatives à ces objets, faites par la généralité des médecins éclairés de tous les temps : et ces résultats dirigent, avec la plus grande probabilité d'un heureux succès, le choix de ces évacuations dans le traitement méthodique d'une infinité de cas de fluxions.

# SECOND MÉMOIRE.

## I.

L'OBJET de ce mémoire est le traitement méthodique des fluxions, considéré relativement à l'emploi des épispastiques et des cautères.

Les épispastiques ou attractifs, sont de deux sortes : 1.° ceux qui sont simplement irritans sans évacuer, comme sont les ventouses sèches, et les sinapismes ; 2.° ceux qui, en même temps qu'ils irritent, déterminent une évacuation par la solution de continuité de l'organe extérieur, comme sont les ventouses avec scarifications, les vésicatoires, les cautères et les sétons.

## II.

On peut employer utilement, dans le traitement des fluxions, des stimulans qui attirent sans évacuer, ou qui agissent indépendamment de l'évacuation peu considérable qu'ils déterminent. On a vu récemment des hommes peu instruits en médecine, produire des effets remarquables, en appliquant plusieurs ventouses sèches à l'endroit d'organes gravement affectés : et ces effets ont paru merveilleux à beaucoup de gens, parce que depuis long-temps cet usage des ventouses est généralement négligé en France.

L'application des ventouses sèches à l'endroit des parties affectées par les fluxions, est soumise aux mêmes principes généraux que les évacuations de sang locales. Elle est par conséquent efficace dans les cas où ces fluxions sont entièrement fixées, et où il n'existe point chez les malades de plénitude du sang et des humeurs.

C'est avec ces restrictions, qu'on doit adopter les observations, telles que celles d'Hippocrate, qui dit qu'une sciatique fut soulagée par l'application d'une ventouse au-dessous de la hanche; et que l'humeur qui était fixée auprès de cette articulation, se jeta sur des parties inférieures : celle de Scultet, qui fit cesser une suppression de règles en réitérant souvent l'application des ventouses sèches sur les jambes : celle d'un autre médecin, qui soulagea par l'application des ventouses sur le dos, des douleurs opiniâtres dans les seins, qui faisaient craindre le cancer, etc., etc.

### I I I.

Les sinapismes sont des attractifs non évacuans qui peuvent avoir des effets salutaires dans un grand nombre de cas; en excitant les forces vitales des organes au-dessus desquels on les applique, ou en déterminant une révulsion puissante vers ces organes.

L'usage des vésicatoires étant devenu de plus en plus général, a fait que celui des sinapismes est maintenant borné à leur application sur les extrémités inférieures, dans des maladies goutteuses ou soporeuses. Cependant, les sinapismes auraient de l'avantage sur les vésicatoires, en plusieurs cas; à raison de ce que leur effet irritant, qui n'est suivi d'aucune évacuation, est beaucoup plus prompt, et peut être gradué.

### I V.

Je passe à la considération des épispastiques ou attractifs, qui déterminent une évacuation considérable, par une solution de continuité qu'ils opèrent dans le tissu de l'organe extérieur : ces épispastiques évacuans sont les ventouses avec scarifications, les vésicatoires, les cautères et les sétons.

Lorsqu'on multiplie, sur une grande étendue de la peau, les ventouses suivies de scarifications, l'attraction du sang et des humeurs vers la peau, ajoute à l'effet qu'ont les scarifications, pour opérer un grand changement dans l'organe extérieur, qu'occupe une forte affection spasmodique.

On a trop négligé la pratique de Baglivi, qui a observé de grands effets de ce puissant remède, dans des cas très-graves de petite-vérole et de fièvres pétéchiales.

Il l'a vu avoir un succès décisif dans la petite-vérole, lorsque son éruption difficile était accompagnée de beaucoup de mal de tête, de chaleur et d'anxiété, de soubresauts de tendons, etc. : comme aussi lorsque sa rentrée causait une extrême difficulté de respirer, auquel cas il excitait ensuite le retour de cette éruption, en faisant faire des onctions avec un liniment volatil huileux sur toute l'étendue des parties scarifiées.

Un de mes amis a suivi cette pratique de Baglivi, dans un cas analogue de rentrée de petite-vérole; et elle lui a parfaitement réussi. Je pense qu'il est particulièrement indiqué de l'imiter, dans ces épidémies de petite-vérole, où communément les boutons ont moins de disposition à suppurer que dans les espèces ordinaires de cette maladie.

## V.

Baglivi a constaté aussi l'utilité de l'application des ventouses suivies de scarifications dans les fièvres pétéchiales essentielles, où la rentrée de l'éruption causait des symptômes graves. Mercatus avait déjà recommandé dans les fièvres malignes pourprées d'appliquer des ventouses avec scarifications, au dos, à l'opposite de la région du cœur et près de la nuque lorsqu'il y avait délire. Il se proposait d'attirer au dehors, par ce moyen, la matière morbifique, lorsqu'elle était d'une nature vénéneuse, et menaçait de gangrène les parties où elle s'était fixée. Mais ces idées sur le venin que renferment les humeurs dans ces fièvres, sont trop vagues, et ne présentent point une indication assez déterminée.

## VI.

Voici quel est, à mon avis, la principale cause de l'heureux effet qu'ont les ventouses suivies de scarifications, lorsqu'on les emploie dans les premiers temps des petites-véroles malignes, dont l'éruption se fait difficilement, et est accompagnée de taches pourprées ; et dans les temps avancés de cette maladie, lorsque la rentrée de l'humeur varioleuse en détermine des fluxions pernicieuses sur les viscères.

L'attraction du sang vers la peau qu'opèrent les ventouses, les scarifications qui débrident en beaucoup d'endroits cette partie très-nerveuse, et l'évacuation considérable de sang qui succède à ces ruptures, ne peuvent que détruire le spasme général de l'organe extérieur qui s'oppose à l'éruption de la petite-vérole, ou qui en force la rentrée.

Il est souvent très-difficile de vaincre ce spasme par les moyens usités, comme par les bains tièdes, par un grand usage du camphre intérieurement et extérieurement, etc. Mais ce spasme, s'il n'est résous, détermine des étranglemens dans plusieurs des parties du tissu de la peau qu'affecte la petite-vérole ( voyez Cotugno ); et ces étranglemens causent des taches pourprées plus ou moins disposées à la gangrène.

On n'a point distingué jusqu'ici cette cause des taches pourprées qui accompagnent la petite-vérole maligne, et surtout de celles qui paraissent dans ses premiers temps. On attribue généralement ces taches, en quelque temps de la petite-vérole qu'elles surviennent, à deux autres causes qui cependant les produisent beaucoup plus rarement au commencement de cette maladie que dans ses temps plus avancés; et l'on prescrit, relativement à ces deux causes présumées, des remèdes qui sont nuisibles ou sans effet, lorsque ces taches sont causées par l'affection spasmodique de la peau.

Ces deux causes sont la sympathie de l'irritation produite dans les premières voies, et la dissolution putréfactive de la masse du sang. On voit que dans le cas que j'ai indiqué, on emploie vainement ou pernicieusement ( dans la vue de combattre ces causes ), soit des évacuans répétés des premières voies, soit l'acide vitriolique et le quinquina, correctifs d'ailleurs si efficaces de l'état putride universel qui se développe à la fin d'un grand nombre de petites-véroles d'une nature maligne.

## VII.

C'est d'après les principes qui font préférer la révulsion ou la dérivation dans le traitement des fluxions, qu'on doit régler le choix des parties sur lesquelles il est le plus avantageux d'appliquer les vésicatoires. Mais ces principes ont été souvent ignorés ou négligés par des médecins qui étaient d'ailleurs très-éclairés.

C'est ce qui a produit, par exemple, l'opposition qui est entre Hoffman, qui conseille d'appliquer les vésicatoires aux pieds plutôt qu'à la nuque dans l'ophtalmie, et Heister qui veut qu'on les applique plutôt à la tête dans cette maladie. Nenter a bien vu que l'ophtalmie est souvent augmentée par l'application des vésicatoires derrière les oreilles, mais il n'a point remarqué ce que j'ai observé dans un très-grand nombre d'ophtalmies; que l'effet nuisible de ces vésicatoires avait lieu, lorsqu'on n'avait pas fait précéder des évacuations générales ou révulsives convenables.

Il est assez ordinaire dans diverses maladies aiguës, où les humeurs se portent avec violence sur la poitrine ou sur la tête, et où l'on juge qu'il faudra employer plusieurs vésicatoires, qu'on les applique d'abord aux jambes, et successivement à la poitrine, ou dans des parties voisines de la tête; mais il est aisé de voir que l'usage seul a établi cette pratique, et qu'on ne la rapporte point aux lois du traitement des fluxions.

En effet, cet ordre est souvent interverti dans la pratique vulgaire. Il est vrai qu'il peut l'être aussi quelquefois, quoique beaucoup plus rarement, d'après les principes mêmes du traitement des fluxions. Car si, dans une inflammation du poumon, l'application locale d'un vésicatoire est trouvée insuffisante, on peut ensuite soutenir et exciter l'action des forces de ce viscère; qui doivent opérer la résolution de l'inflammation, en appliquant d'autres vésicatoires sur des parties éloignées. Mais si on ne les applique point alors sur des parties qui aient avec la poitrine une sympathie ou de voisinage ou autre spéciale, comme entre les épaules ou au gras des jambes, on peut craindre que ces vésicatoires soient non-seulement inutiles, mais même dangereux. C'est ainsi que Sarcone a vu dans une inflammation de poitrine, que l'expectoration avait été troublée par l'application des vésicatoires sur les cuisses.

## VIII.

L'application des vésicatoires qui est *locale*, ou qui se fait à l'endroit même des parties affectées, est aujourd'hui d'autant mieux déterminée dans ses conditions relatives aux principes du traitement des fluxions, qu'elle est devenue d'un usage commun dans les fluxions inflammatoires. Cette application locale a été bornée d'abord aux inflammations de la plèvre et du poumon. Pringle a beaucoup contribué à répandre cet emploi des vésicatoires, qu'il a étendu à l'inflammation des autres viscères, et même à celle des reins et de la vessie, où cependant cette pratique est dangereuse.

Lorsqu'après avoir fait précéder les saignées qui sont indiquées, on applique un vésicatoire à l'endroit d'un viscère enflammé, l'irritation et la rupture que ce vésicatoire cause dans l'organe extérieur, me semblent produire dans ce viscère ( à raison de la sympathie spéciale qui est entre les organes voisins ) une affection nouvelle et puissante, qui change et résout l'état spasmodique qu'a excité la fluxion inflammatoire, et par lequel cette fluxion est entretenue et renouvelée.

Cette application locale des vésicatoires est particulièrement indiquée pour arrêter les progrès des inflammations internes, qui s'annoncent comme devant être d'une nature gangreneuse; l'affection spasmodique y étant portée au plus haut degré, comme dans l'esquinancie et la péripneumonie gangreneuses, etc.

Je suis d'autant plus porté à croire que le vésicatoire résout l'inflammation de la partie interne à l'endroit de laquelle on l'applique, par une action qui est éminemment antispasmodique, que j'ai obtenu le plus grand succès de l'application locale du vésicatoire dans un très-grand nombre de cas où il n'existait qu'une affection spasmodique des organes affectés, sans aucune apparence qu'ils fussent enflammés ni même engorgés.

Je recommande, sous ce rapport, l'application d'un vésicatoire sur la région épigastrique, dont j'ai obtenu d'heureux effets dans divers cas de vomissement rebelle, comme dans l'irritation de l'estomac qui faisait rejeter immédiatement des remèdes nécessaires, et particulièrement dans ce spasme du diaphragme qui accompagne le catarrhe suffocant (comme je le dirai ailleurs), etc.

## I X.

Divers auteurs ont indiqué un grand nombre d'exceptions différentes, qui doivent empêcher l'application locale du vésicatoire dans les inflammations de poitrine, soit phlegmoneuses, soit même rhumatiques. J'observe qu'entre ces exceptions, toutes celles qui sont fondées doivent être rapportées aux principes généraux du traitement des fluxions, et qu'elles peuvent être classées sous les chefs suivans : 1.° quand la fluxion inflammatoire n'est pas assez affaiblie par un usage précédent de la saignée, et des autres évacuations d'une humeur particulière qui peut être surabondante, auquel cas le vésicatoire appliqué localement peut augmenter l'inflammation au lieu de la détruire (comme l'a observé Tissot).

2.º Quand le poumon est affecté, dans d'autres parties que celle qui est enflammée, d'obstructions antérieures à cette inflammation ; de manière que le vésicatoire local, en irritant ces parties, peut y exciter de nouvelles fluxions inflammatoires.

3.º Quand l'état des forces du malade est réduit, au point qu'on a lieu de craindre que le vésicatoire, après avoir produit d'abord une excitation des forces vivantes de la partie qui est le terme de la fluxion inflammatoire, ne cause par son action continuée, un affaiblissement de cette partie qui y attire un nouvel afflux de sang des vaisseaux les plus voisins, et y détermine une stase gangreneuse.

### X.

Avant de parler des cautères ou issues qu'on établit en divers endroits du corps, à la suite d'un escarre qui est produite par l'application d'un caustique (comme aussi par le moyen d'une incision faite à la peau); je vais considérer les effets du cautère actuel, ou du feu, dans un très-grand nombre de fluxions lentes ou chroniques, où il doit être appliqué conformément aux règles du traitement de ces fluxions.

Le cautère actuel étant appliqué convenablement pour les douleurs de goutte, de rhumatisme, de colique, etc. fait cesser ces douleurs, et par le sentiment d'une douleur diverse qu'il excite, et par le changement que son action cause dans le tissu, et dans les mouvemens toniques, des parties voisines de celle qu'il brûle.

On peut calmer les douleurs d'une manière analogue par d'autres moyens; comme par ces piqûres que les Japonais font au bas-ventre avec des aiguilles, dans des coliques très-violentes; et même par des caustiques, puisque Baillou a vu de grandes douleurs de colique être calmées par l'application d'un emplâtre caustique sur le nombril.

Mais le cautère actuel, à raison de sa manière d'agir bien plus vive et plus profonde, a de grands avantages sur les caustiques. Il me paraît que séparant avec beaucoup plus de violence l'escarre qu'il produit d'avec les parties placées au-dessous et à côté de cette escarre, il n'y laisse point subsister entre les fibres ces tiraillemens imparfaits, que cause l'action prolongée et successive des caustiques, et qui excitent des douleurs continues plus ou moins cruelles. C'est sans doute par une raison semblable que, suivant une observation de Pouteau, on a eu calmé par la seule application du feu, des douleurs horribles causées par l'euphorbe appliqué sur les os.

## XI.

Le cautère actuel, en même-temps qu'il agit avec une grande énergie, comme épispastique, sur les parties voisines de celle qu'il brûle, dissipe l'humidité vicieuse des chairs, et d'autres parties intérieures à l'endroit desquelles on l'applique. Il augmente ainsi la force physique du tissu de ces parties, lorsqu'il était trop lâche et trop muqueux *(submucidus)*, pendant qu'il y rapproche et assure les oscillations des mouvemens toniques. Il en résulte dans ces parties internes, une nouvelle manière d'être, à laquelle on peut donner le nom de *métasyncrise*; nom par lequel les anciens méthodiques désignaient vaguement le renouvellement total de la contexture des parties du corps qui avaient été malades.

Prosper Alpin rapporte que, chez les Égyptiens, le cautère actuel est un remède éprouvé pour resserrer et affermir les parties environnantes des articulations qui sont affectées de relâchement et de faiblesse; ainsi que pour fortifier toutes les parties sujètes aux défluxions des humeurs, et abreuvées par un excès d'humidité; les Scythes se cautérisaient de même en plusieurs endroits du corps, pour en consumer l'humidité superflue et pour se donner plus de force dans leurs exercices. On sait que le cautère actuel a été employé de tous temps, dans la médecine vétérinaire, pour produire de semblables effets.

## XII.

Il est remarquable que les Égyptiens et les Arabes, qui ont recours aux brûlures avec le moxa ( tente formée des feuilles sèches de l'armoise ), dans une infinité de maladies de la tête, de la poitrine, du bas-ventre, des os, etc., observent des lois du traitement des fluxions, dans le choix des parties sur lesquelles ils appliquent le moxa.

Ainsi, Prosper Alpin, qui nous a instruits en détail de la pratique des Égyptiens dans l'usage du moxa, rapporte qu'ils l'emploient comme un dérivatif puissant, non-seulement auprès de la partie gravement affectée, qui reçoit une fluxion, mais encore auprès de la partie dont la fluxion prend son origine, ou bien dont elle peut être réfléchie. Ainsi, ils placent souvent le moxa sur la tête, à la nuque, et derrière les oreilles; dans diverses maladies opiniâtres de la tête, des oreilles et des yeux, et quelquefois aussi ils appliquent en même temps à la tête et à la poitrine, comme dans certains cas d'asthme.

Le rapport aux lois du traitement des fluxions, que doit avoir le choix des applications du cautère actuel, est assez marqué dans les observations de Pouteau, qui a peut-être fait plus d'usage de ce remède, qu'aucun autre homme de l'art, depuis Hippocrate, ( dont les textes sur l'utilité des inustions dans diverses maladies, ont été recueillis par Leclerc, Ten Rhyne, Van-Swieten et autres ).

Pouteau a fait un usage heureux des brûlures avec des cones ou mèches de coton, dans beaucoup de cas d'affections douloureuses, particulièrement de rhumatisme ( à l'imitation des Chinois, qui emploient le moxa dans les maladies goutteuses). Il a très-bien observé que dans les douleurs anciennes et fixées, c'est sur le centre même de la partie qu'occupe la douleur qu'on doit appliquer le feu ; mais que si la douleur a été déplacée, et se trouve occuper un nouveau siége, on doit porter le feu sur le lieu où elle existait primitivement, et non pas sur celui où elle se fait sentir.

## XIII.

Je passe à ce qui concerne les cautères ou issues, et le choix du lieu de leur application. Ces remèdes sont indiqués dans un grand nombre de maladies chroniques causées par fluxion, où l'on a lieu de croire que le flux habituel qu'ils procurent, fera une révulsion constamment avantageuse. Telle est l'utilité des cautères dans divers cas d'affections ulcéreuses de la matrice ou du poumon, dans la colique habituelle, etc.

Le choix des endroits où l'on doit appliquer les cautères, doit être ordinairement réglé d'après les principes généraux qui ont été indiqués au commencement de mon premier mémoire, et particulièrement d'après le quatrième de ces principes, qui y est énoncé dans l'article VII.

Lorsque l'organe principalement affecté, l'est par une fluxion d'humeurs qui s'y portent, il faut distinguer deux cas par rapport à l'application du cautère : celui où cette fluxion vient de diverses parties du corps, dont aucune n'est spécialement déterminée; et celui où cette fluxion a manifestement son origine principale dans un autre organe plus ou moins éloigné.

Premièrement, dans le premier cas, on doit en général établir le cautère dans une partie voisine de l'organe principalement affecté, et qui soit située dans la même moitié latérale du corps.

Ainsi, dans la sciatique produite par des causes externes et locales, lorsque le cautère est indiqué, il faut l'appliquer près du genou du même côté. Sanctorius rapporte qu'un soldat bien constitué, après avoir souffert du froid et fait un excès d'équitation, fut pris d'une sciatique du côté gauche; qu'on lui donna sans succès divers remèdes internes, et qu'on lui appliqua au bras, et sous le genou du côté droit, des cautères qui ne produisirent aucun soulagement; mais qu'enfin il fut parfaitement guéri par un cautère appliqué au-dessus du genou gauche.

Cependant l'observation a fait aussi reconnaître dans ce cas, que les cautères peuvent être placés quelquefois plus utilement dans une partie éloignée, à raison de l'influence qu'ont des causes de sympathie singulières. Ainsi l'on applique, avec un succès très-marqué, des cautères aux jambes dans plusieurs maladies de poitrine : et l'art imite alors un procédé heureux de la nature; puisque, suivant l'observation d'Hippocrate, les abcès qui se forment aux jambes à la suite des pulmonies ont un effet salutaire.

## XIV.

Secondement, dans le cas où la maladie d'un organe principalement affecté est produite par une fluxion qui vient d'un autre organe suffisamment déterminé; la règle générale est, qu'il ne faut point appliquer le cautère auprès de l'organe qui reçoit la fluxion habituelle; mais qu'il faut toujours le placer auprès de l'organe d'où cette fluxion prend son origine.

Dans l'épilepsie, et dans d'autres maladies de la tête, produites par la sympathie de la matrice, il n'est point de cautère plus utile que celui qu'on établit à une jambe; où il dérive les humeurs de la matrice primitivement affectée, et en produit la révulsion de la tête.

Ainsi lorsqu'un flux habituel des règles, des hémorroïdes, d'un ancien ulcère, etc. vient à être supprimé sans qu'on puisse ou qu'on doive le rétablir; et lorsque sa suppression cause une fluxion suivie de maux graves dans quelqu'autre organe; on reconnaît qu'il est mieux en général d'établir le cautère, non auprès de cet autre organe, mais auprès de la partie où était l'ancien flux, comme par exemple aux jambes, lorsque la cause est la suppression des règles ou des hémorroïdes.

Cependant cette règle générale doit avoir des exceptions. Il ne faut point les considérer isolément (comme a fait Mercatus) dans les divers genres de flux qui peuvent succéder à de semblables suppressions; mais il faut les rapporter à un principe commun.

Ce principe est que le cautère doit être placé alors auprès de l'organe sur lequel porte la fluxion survenue à la suppression; si cet organe continue d'être long-temps grièvement affecté ( ce qui indique que diverses parties du corps concourent à former la fluxion qu'il reçoit ), ou si l'affection de cet organe est devenue sensiblement moins dépendante de celle de la partie d'où la fluxion a pris son origine (comme lorsque cette partie étant fort éloignée, la fluxion subsiste depuis long-temps ).

## X V.

Les sétons établissent des issues semblables à celles des cautères. Mais ils sont moins en usage pour remédier aux fluxions, que pour dissiper la surabondance relative des humeurs qui engorgent habituellement tels ou tels organes. Ainsi Fabrice de Hilden et d'autres, ont guéri des pulmoniques, principalement par le moyen d'un séton établi entre les côtes, etc.

On néglige maintenant beaucoup trop les avantages qu'on peut retirer de l'application du séton à l'endroit du foie, de la rate, de la matrice, lorsque ces viscères souffrent un empâtement manifeste et considérable. Dans ces engorgemens, qui donnent si communément naissance à des affections hydropiques et mélancoliques graves, ce remède employé à temps ne pourrait avoir que d'heureux effets ; il pourrait dans ce cas être plus avantageux que les inustions qu'Hippocrate faisait pratiquer à l'endroit de ces viscères.

## XVI.

Je termine ici ce qui regarde le traitement des fluxions par les épispastiques et les cautères. Je m'étais proposé de considérer ainsi dans ce traitement le choix et l'administration des topiques, et d'en rappeler l'emploi à des règles plus précises et plus sûres que celles qu'ont données les anciens qui en ont traité. Mais je dois à présent me borner à l'exposé de leur doctrine, que j'accompagnerai de diverses remarques critiques.

Dans le traitement des fluxions, les topiques doivent être placés au-dessus de l'organe qui donne naissance à la fluxion, ou bien au-dessus de l'organe où elle se termine, suivant que l'affection de l'un ou l'autre de ces organes est la plus déterminée, et celle qu'il importe le plus de détruire. Voici ce que prescrivent les anciens sur le choix des topiques qu'il convient d'appliquer à l'un ou à l'autre organe.

Premièrement, dans l'application des topiques à l'organe d'où naît la fluxion, il faut considérer principalement la surabondance de l'humeur séparée par cet organe: et distinguer deux cas différens de cette surabondance, dont nous prendrons pour exemple celle de l'humeur bilieuse.

Lorsque la sécrétion et l'excrétion de la bile sont excessives, et qu'il existe une surabondance de cette humeur, qui produit des fluxions, il faut, disent les anciens, appliquer toujours au-dessus du foie des topiques astringens et fortifians, dont on augmente la force par gradation, à mesure que le traitement général a un succès plus marqué.

Mais cette pratique me paraît sujète à de grandes difficultés; car les fluxions bilieuses qui ont leur origine dans le foie ( et qui causent la jaunisse, la diarrhée, etc.), peuvent être déterminées par une surabondance de la bile, qui n'est point l'effet d'une irritation locale dans ce viscère, mais d'une *bilescence* établie dans la masse du sang et des humeurs. Or, dans ce cas, les topiques astringens appliqués à l'endroit du foie, qui empêcherait une augmentation proportionnelle de la séparation de la bile dans ce viscère, ne pourraient qu'aggraver les fluxions bilieuses produites par la surabondance de cette humeur.

## XVII.

Lorsque les fluxions d'humeurs bilieuses sont causées par la surabondance de la bile, dont la sécrétion dans le foie est très-considérable, et n'est pas suivie d'une excrétion proportionnée, il est évident qu'on ne doit point appliquer à l'endroit de ce viscère des topiques astringens qui aggraveraient la cause de ces fluxions, ou hâteraient la formation des engorgemens du foie ; mais, dans ce cas, les anciens se proposaient d'aider *la faculté expultrice* du foie, et dans cette vue ils conseillaient d'appliquer à l'endroit du foie des topiques médiocrement chauds et diaphorétiques dont on augmentait l'activité par degrés.

Je ne m'arrête point à faire voir combien cette indication des topiques chauds et diaphorétiques à employer dans ce cas, était vague et incertaine. L'espèce de diaphorèse ou de dissipation de l'humeur bilieuse dans le foie, qu'on se proposait d'opérer par ces moyens, n'était pas assurée, et ces remèdes actifs pouvaient causer un nouvel accroissement de la sécrétion de bile dans ce viscère.

## XVIII.

Secondement, entre les topiques qu'on peut appliquer au-dessus de l'organe qui reçoit la fluxion, les anciens ont prescrit très-généralement les astringens et les répulsifs. Cependant leur emploi est dangereux dans les cas où cette fluxion est invétérée, s'il n'est précédé et accompagné, surtout dans les sujets pléthoriques ou cacochymes, d'un long usage de remèdes révulsifs et d'un régime approprié. Sans ces précautions, ces topiques causent une répercussion des humeurs que la fluxion avait fixées dans l'organe où elle aboutissait, ou bien une production directe de nouvelles fluxions d'humeurs semblables qui se portent sur des organes essentiels à la vie.

On trouve dans tous les livres d'observations médicinales, et tous les praticiens ont été à portée de voir de nombreux exemples de suites funestes qu'a eues l'emploi des astringens externes, pour arrêter ou dissiper des sueurs ou des éruptions d'humeurs âcres sur les extrémités et sur d'autres parties de la surface du corps. On a vu alors se former de nouvelles fluxions de ces humeurs âcres sur le poumon, sur l'estomac ou sur d'autres viscères, qui ont souvent conduit à la mort par la consomption.

Des auteurs, même modernes, ont proposé quelquefois de répercuter par des astringens l'humeur qui, en se jetant sur une partie, peut y former un dépôt gangreneux ( comme dans l'esquinancie gangreneuse ): mais cette pratique présente trop d'incertitude et de danger.

## XIX.

Il est, dans le traitement des fluxions, d'autres genres d'indications, que les anciens ont tâché de remplir par le moyen des topiques appropriés. Ce sont celles qui présentent les affections spéciales de douleur et d'irritation, ou bien d'intempérie froide ou chaude, soit dans l'organe d'où vient la fluxion, soit dans celui où elle se termine.

Ils combinaient les topiques adoucissans et calmans, indiqués par l'irritation ou la douleur de ces organes; avec des topiques résolutifs ou autres convenables à l'état présent de la fluxion. Cette combinaison ne peut qu'être approuvée; mais il y faut choisir et graduer les topiques résolutifs, de manière qu'ils ne deviennent point irritans.

Les anciens apportaient le plus grand soin à modérer, par des topiques relatifs, l'intempérie chaude ou froide de l'organe d'où venait la fluxion ( comme on peut le voir, par exemple, par ce qu'a dit Alexandre de Tralles, sur l'hémoptysie causée par une fluxion venant de la tête ) ; mais ils mêlaient des topiques fortifians et astringens avec les échauffans et les rafraîchissans, dont ils étaient persuadés que l'action devait toujours affaiblir cet organe.

Ils appliquaient généralement des topiques rafraîchissans au-dessus des parties dont l'excès de chaleur déterminait sensiblement la fluxion à s'y jeter avec plus de violence. Il me paraît qu'ils ont porté beaucoup trop loin l'usage de ces topiques, particulièrement dans le traitement de l'érysipèle.

Hippocrate, Galien et Avicène appliquent sur l'érysipèle du col et de la poitrine, qui succède à certaines espèces d'angine, des sucs de laitue et de pourpier mis à la glace et renouvelés assez souvent, et d'autres rafraîchissans très-actifs. Glass a cru, sans fondement, que ces remèdes ont toujours la faculté de fixer au dehors cet érysipèle.

Je pense que cette pratique est dangereuse, et que ces rafraîchissans peuvent réprimer pernicieusement l'éruption de cet érysipèle critique, pendant tout le temps où elle n'est pas complète, temps qu'il est très-difficile de déterminer.

## X X.

On ne peut douter, d'après tout ce qui précède, que des topiques de diverse nature, appliqués à l'endroit des organes d'où naissent, et de ceux dans lesquels se terminent les fluxions, ne puissent fournir de puissans secours dans le traitement méthodique de ces fluxions. On serait persuadé que ces ressources ne sont point négligées dans la médecine moderne, si l'on ne considérait que les éloges que font des vertus de ces remèdes externes, la pharmacopée de Fuller et d'autres pharmacopées récentes.

Cependant il est trop vrai que les topiques ne sont guère employés aujourd'hui pour la cure des affections des parties internes, que dans certains cas de douleurs, de tumeurs manifestes ou d'obstructions formelles; et qu'ils sont communément négligés dans la pratique de nos jours, pour le traitement méthodique des fluxions. C'est ainsi qu'une inertie presque générale tend continuellement à rétrécir de plus en plus le cercle des remèdes efficaces.

## X X I.

Il est d'autant plus à désirer qu'on renouvelle et perfectionne l'ancienne doctrine, sur l'usage des topiques, dans le traitement des fluxions, que les conséquences de cette doctrine pourraient s'étendre avec succès à d'autres genres de maladies.

J'ai vu des exemples de maladies qui étaient analogues aux fluxions sous ce rapport, dans des cas singuliers de fièvres intermittentes, dont les reprises tenaient manifestement à une affection particulière de tel organe ; où cette affection excitée spasmodiquement par telle cause extérieure à cet organe, déterminait la reproduction des mouvemens fébriles périodiques, et où les remèdes externes arrêtaient ces reprises de fièvres, en changeant la manière d'être de l'organe affecté, au-dessus duquel on les appliquait.

Je pourrais citer plusieurs faits propres à éclaircir et à confirmer ce que je viens de dire. Je me bornerai à rapporter l'observation suivante.

Il y a quelques années que je fus consulté par un médecin de Carcassonne, sujet, depuis plusieurs mois, à des reprises d'une fièvre tierce, qui étaient constamment et uniquement déterminées, lorsqu'il s'exposait à l'air libre, pendant un temps un peu long, comme en faisant une promenade à la campagne. Les accès qui formaient la chaîne de chaque reprise, surtout le premier, avaient un développement fort prolongé et fort irrégulier.

Ces circonstances me donnèrent lieu de reconnaître, pour l'affection qui causait les retours de cette fièvre, un état de sensibilité et d'irritabilité, dépravées dans *l'organe extérieur*. En conséquence je conseillai spécialement les remèdes externes, que je jugeai les plus propres à modifier et à détruire cette affection vicieuse de l'organe extérieur. J'insistai surtout sur l'usage très-fréquemment répété des onctions huileuses, fort étendues sur la surface du corps ; pratiquées à la suite de bains tempérés et de frictions faites avec des linges pénétrés de fumées aromatiques.

Le malade fit non-seulement usage de ces onctions huileuses, mais encore il prit plusieurs bains dans l'huile pure. Dès les premiers essais de ces remèdes, il fut guéri de sa fièvre, dont il n'a plus eu de retour, même en s'exposant à toutes les variations de l'air.

## XXII.

On voit combien peut s'étendre utilement l'application des remèdes externes dans le traitement des fluxions, et d'autres genres de maladies qui peuvent être analogues aux fluxions. Cette branche importante de la science médicinale a sans doute été négligée par les médecins des derniers temps, parce que l'utilité sensible de ces remèdes externes a paru souvent n'être pas proportionnée aux soins avec lesquels il fallait en régler l'administration dans chaque malade, et en observer les effets.

Ce travail est devenu d'autant plus pénible, qu'il devait être appuyé sur la discussion des règles prescrites par les anciens sur l'usage de ces remèdes externes ; que ces règles sont généralement tombées dans l'oubli, et qu'il en était plusieurs qu'ils avaient vicieusement établies ou généralisées.

Mais si ces différentes causes ont fait depuis long-temps abandonner presque entièrement cette médecine externe dans le traitement des maladies internes ; nous avons aujourd'hui lieu d'espérer qu'on s'occupera de plus en plus à confirmer ou à modifier les principes et les conséquences d'une doctrine aussi intéressante. Tout nous promet que le mouvement général du zèle que se donnent maintenant ceux qui dans notre patrie se vouent à l'art de guérir, opérera successivement le renouvellement de toutes les études vraiment nécessaires aux progrès de cet art sublime.

# NOUVELLES OBSERVATIONS

*Sur les Coliques iliaques qui sont essentiellement nerveuses.*

On appelle *colique iliaque*, cette affection douloureuse des intestins, qui est accompagnée d'un état de constipation et de vomissemens fréquens. Ces symptômes qui indiquent que le mouvement prédominant dans les intestins se dirige vers l'estomac, ont lieu sans doute dans le plus grand nombre des coliques; mais ils n'existent pas dans beaucoup d'autres, comme par exemple dans les vermineuses (1).

La colique iliaque que j'appelle essentiellement *nerveuse*, est celle dont la cause essentielle n'est ni un vice dans les mouvemens ou les qualités des humeurs ; ni une lésion des intestins, soit idiopathique par obstruction,

---

(1) Ainsi Piquer n'a pas été fondé à n'admettre aucune espèce de colique qui ne soit iliaque. Voyez sa *Praxis Med. Lib. III. Cap. X. De Dolore Colico iliaco.*

inflammation, étranglement, distension flatueuse, etc. soit sympathique, comme dans les coliques néphrétiques, hystériques et menstruelles, etc.

On ne peut donc reconnaître cette sorte de colique, qu'en procédant avec des recherches très-attentives, par l'exclusion de toutes les affections organiques des solides et de toutes les altérations sensibles des humeurs ou de leurs mouvemens naturels, qui peuvent causer les autres sortes de coliques qui ont les mêmes apparences.

Mais un semblable travail est indispensablement nécessaire pour connaître, et pour traiter avec succès, un grand nombre d'autres maladies chroniques; où l'on suppose des lésions organiques ou bien des vices des humeurs, qui n'existent point; et que l'on combat vainement; de sorte que l'on finit par regarder ces maladies comme incurables, ou comme ne pouvant céder qu'au régime et au temps.

Je donne le nom de *nerveuse* à cette colique iliaque, pour indiquer par ce terme général, qu'elle est de la classe des coliques, dont la cause est une lésion immédiate du principe de la vie, qui sent dans les nerfs, et qui agit dans les fibres des intestins.

Je crois qu'il faut rapporter toutes les coliques à trois classes distinctes, suivant qu'elles sont produites, 1.º par une lésion dans les solides des intestins; 2.º par un vice ou par le cours irrégulier des humeurs qui se portent sur ces organes; 3.º par une complication de ces deux sortes de causes, qui peut être avec dominance de l'une ou de l'autre.

Malgré les préjugés des médecins qui ont voulu rejeter la pathologie humorale; il faut absolument reconnaître, que des vices des humeurs, ou des désordres de leur cours, sont des causes essentielles d'un très-grand nombre de coliques, comme d'autres maladies; et que le traitement de ces maladies doit être principalement rapporté à ces causes.

Ainsi il n'est pas douteux qu'il ne faille travailler *principalement* à corriger l'altération, et à procurer des évacuations convenables de la bile, dans la colique proprement dite bilieuse; à corriger l'atrabile, à en procurer et en régler les évacuations, dans la colique atrabilaire (1).

---

(1) Je viens de traiter avec un heureux succès un cas singulier de cette colique atrabilaire (chez M. D. de Limoux) par l'usage combiné de l'esprit de vitriol donné dans une décoction de racine de guimauve, des blancs d'œufs pris en grande quantité, des purgations avec la magnésie blanche, du musc opposé au hoquet, du vin donné comme cordial, et du laudanum

La colique iliaque essentiellement nerveuse peut être aiguë, ou chronique. Sous

---

liquide employé pour enrayer les évacuations immodérées d'atrabile.

Il serait déplacé de faire ici une énumération d'autres maladies qui, de même que ces coliques, sont essentiellement bilieuses ; et qui doivent être traitées comme telles.

Mais je crois pouvoir remarquer à cette occasion, que dans les progrès de ces maladies bilieuses, l'affection des solides peut devenir dominante ; et qu'on ne doit point négliger d'avoir égard à ce changement. Je vais en donner un exemple, que je crois utile d'exposer en détail, d'autant que les applications n'en sont pas rares. J'espère qu'on me pardonnera cette disgression.

Je pense que Stoll a parfaitement bien fait de considérer et de traiter la fièvre continue-bilieuse, séparément des autres fièvres continues ( dans ses *Aphorismi de Febribus*) en rapportant son caractère constitutif aux vices de la bile et à ses mouvemens irréguliers ; auxquels seuls il suffit de diriger le traitement dans les cas ordinaires de cette fièvre.

La fièvre continue essentiellement bilieuse peut devenir mortelle, en prenant le caractère d'une des quatre formes *générales* qu'ont les fièvres aiguës simples, lorsqu'elles affectent pareillement tout le corps ; qui sont les genres de l'ardente, de la rémittente, de la putride universelle et de la maligne proprement dite. On doit alors régler le traitement de cette fièvre originairement bilieuse, sur le genre dont elle prend le caractère, à proportion de ce que ce genre devient dominant.

Mais une chose que Stoll n'a point remarqué, et que je ne crois pas que personne ait observé avant moi ;

ce rapport, on doit en distinguer deux espèces différentes ; mais le traitement de l'une

---

c'est qu'indépendamment de ces changemens dans le genre de la fièvre continue qui est primitivement bilieuse ; cette fièvre, en conservant son caractère propre, peut devenir funeste par la complication symptomatique d'une affection spasmodique dans les viscères précordiaux.

Cette affection ne doit pas être supposée par conjecture, mais elle doit se manifester par divers signes, comme par un sentiment de resserrement douloureux dans la région précordiale ; par une gêne dans la respiration que le malade rapporte à la même région, par des anxiétés, de l'insomnie, etc.

Dans ces cas j'ai trouvé qu'il est nécessaire de combattre avant tout cette affection spasmodique, par des antispasmodiques appropriés, tels que le camphre et le musc ; par l'application d'un vésicatoire sur l'épigastre ; et surtout par l'opium. Ces moyens assurent la réussite des purgatifs, qu'exige ensuite la nature bilieuse de cette fièvre ; et qu'il est souvent à propos de combiner encore avec des préparations d'opium.

Un médecin de mes amis, à qui j'avais indiqué cet usage de l'opium dans ce spasme précordial qui survient à la fièvre continue-bilieuse, en a obtenu pour la cure de cette fièvre, des effets singulièrement avantageux.

Ces remèdes antispasmodiques et sédatifs, en dissipant le spasme précordial, sont aussi très-efficaces pour prévenir les affections pernicieuses des viscères de la poitrine et de la tête ; que ce spasme pourrait déterminer, soit par son influence purement sympathique, soit en excitant des métastases de la bile sur ces viscères.

ou de l'autre espèce, quoiqu'elles le rendent susceptible de modifications particulières, doit être radicalement la même.

C'est ce qu'on verra dans l'exposé que je vais faire de l'histoire de deux de ces coliques; l'une aiguë, et l'autre chronique; et du traitement qui a singulièrement bien réussi dans l'une et dans l'autre. Je donnerai ensuite mes observations sur la cause de la colique iliaque essentiellement nerveuse, et sur le choix des remèdes qui sont appropriés dans cette colique; je terminerai ces observations par quelques réflexions générales.

I.

M. D. P., de Carcassonne, était attaqué d'une inflammation lente du pharynx qui subsistait depuis quelques mois; et dont les suites avaient affecté toute sa constitution, au point qu'il était tombé dans un état de dépérissement, qui allait en croissant d'une manière sensible. On combattit cette maladie par un grand nombre de remèdes différens: mais d'ailleurs les degrés d'activité de ces remèdes, et les temps de leur administration furent tels, qu'il a été impossible, de leur attribuer raisonnablement aucune action irritante sur les organes des premières voies.

Après tous ces divers traitemens, soit par

une extension sympathique de la maladie de la gorge, soit par quelqu'autre cause qu'on n'a pu déterminer avec précision ; l'estomac et les intestins du malade se trouvèrent être extrêmement affectés. Il y ressentit des douleurs qui devinrent de jour en jour plus fortes, qui ne cédèrent point à l'usage des anodins les plus doux, qui s'aggravaient même par les bains d'eau tiède ; et qui montèrent à un tel degré de violence, qu'elles firent perdre le sommeil et le repos.

Le malade devint sujet alors à éprouver chaque jour, environ quatre heures après son dîner ( où il ne prenait que des alimens des plus sains ) un spasme douloureux dans la région épigastrique, qui gênait la respiration, et qui était le précurseur d'un vomissement dont les efforts étaient violemment convulsifs.

Ce vomissement n'avait entraîné d'abord que des restes d'alimens mal digérés ; mais un jour il chassa une grande quantité de matière liquide, que le malade rendit sans y sentir aucun goût amer, ni autre marqué ; et qui était d'une couleur verte foncée ; de sorte que les parens du malade jugèrent que cette matière était la même que la décoction de feuilles et fleurs de mauve qu'il avait pris en lavement une demi-heure auparavant. Un examen attentif ne présenta rien qui parut contredire cette opinion. On assure que le même phénomène se répéta encore à la suite de deux ou trois lavemens semblables, qui furent pris peu de temps après.

L'état du malade étant devenu aussi grave, j'ordonnai le régime et les remèdes suivans :

On nourrit le malade avec de petites prises souvent répétées de bouillon de viande, et de gelée de corne de cerf acidulée avec du suc de citron : il usa pour boisson, d'eau de poulet où l'on avait fait infuser des feuilles de menthe.

On évacua un peu de sang par le moyen des sangsues appliquées au fondement. On fit prendre des lavemens avec la décoction de mauve, dans laquelle on ajouta seulement une fois une demi-once de sel de Glauber, en y joignant vingt-cinq gouttes de laudanum liquide, qui était indiqué en même-temps pour les douleurs de la colique. On n'employa d'ailleurs aucuns médicamens purgatifs, ni autres évacuans des premières voies.

On établit sur la région épigastrique un vésicatoire camphré, et on pansa assidûement, matin et soir, la plaie faite par ce vésicatoire. On fit faire plusieurs fois le jour des onctions avec de l'huile camphrée, sur toute la surface du bas-ventre.

On fit prendre au malade, de trois en trois

heures, un bol composé avec six grains d'assafœtida, deux grains de camphre, six grains de nitre, et suffisante quantité d'extrait de menthe. Ce remède, qui fut sensiblement très-efficace, fut continué pendant plusieurs jours, avec les modifications convenables.

Le lendemain du jour où le malade commença l'usage de ce régime et de ces remèdes, il sentit une diminution considérable de ses douleurs ; mais il eut des mouvemens de hoquet, dont les reprises, quoique seulement de quelques minutes, se répétaient assez souvent. Ce symptôme inquiéta le malade et alarma les assistans ; mais je déclarai au contraire, qu'il me paraissait être alors de bon augure ; et que survenant avec la diminution des douleurs, il indiquait que l'affection morbifique, si fixe auparavant, commençait à se résoudre ; et que s'étendant par intervalles dans l'œsophage, elle y produisait le hoquet par un mouvement antipéristaltique beaucoup plus faible que celui qu'elle avait jusque-là déterminé constamment dans l'estomac et les intestins.

Le troisième jour de ce traitement, les douleurs s'effacèrent encore par degrés, et les vomissemens cessèrent absolument. Enfin le quatrième jour, il ne resta au malade que le souvenir des souffrances que lui avait causé cette maladie des entrailles. Il reconnut aussi le même jour, avec autant de surprise que de satisfaction, que le mal du gosier dont il avait été long-temps tourmenté, se trouvait être entièrement dissipé : et en effet, depuis près d'un an qui s'est écoulé jusqu'à ce jour, il n'a point eu de rechute de ce mal si rebelle.

I I.

Madame D. B., de Bordeaux, d'une constitution délicate et très-sensible, fut attaquée, à la suite de longs chagrins, d'une diarrhée rebelle qu'elle crut devoir guérir par une abstinence excessive, qui ruina les forces des organes de la digestion, et augmenta extrêmement l'irritabilité habituelle de ces organes.

Depuis cette époque, elle a vécu pendant cinq ans sujette à des attaques journellement répétées de colique violente, qui revenaient le plus souvent deux ou trois heures après le dîner, et dont les reprises se terminaient presque toujours par des vomissemens.

La malade reconnut que la matière qu'elle avait rejetée dans un de ces vomissemens, avait la couleur, l'odeur, et le goût d'une décoction d'espèces émollientes semblable à celle qu'elle avait prise peu auparavant en lavement.

Les douleurs de cette colique étaient con-

munément dirigées de l'épigastre à l'hypo-
chondre gauche, et se prolongeaient vers les
reins de manière qu'elles paraissaient avoir
leur siége principal dans l'arc gauche du
colon. Aucune situation du corps ne dimi-
nuait la force de ces douleurs ; et elles étaient
seulement rendues plus supportables par de
fortes compressions du poing, du genou, ou
d'un autre corps dur, appuyé contre la partie
du bas-ventre où elles se faisaient sentir avec
le plus de violence.

Durant l'espace de ces cinq années, ces
douleurs avaient été combattues par un grand
nombre de traitemens différens, qui avaient
tous été infructueux ; la malade n'éprouva
aucun soulagement considérable, que dans le
cours d'un été ; où il parut que l'augmentation de la transpiration lui avait été salutaire.
Mais bientôt après, elle retomba dans son
état habituel de souffrances : et les progrès de
sa maladie allèrent depuis en croissant. Les
vomissemens assidus interceptèrent presque
entièrement la nourriture ; et la malade fut
réduite à un état extrême de faiblesse, de
maigreur, et de consomption, qu'aggrava la
cessation des évacuations menstruelles.

Cette malade étant venue il y a environ
huit mois à Carcassonne, pour me demander
et suivre mes conseils ; je commençai par me

convaincre du peu d'utilité des remèdes ordinaires qu'on disait avoir été employés sans succès pour calmer ses douleurs de colique.

Le demi-bain dans l'eau tiède, quoiqu'il soulageât quelquefois, aggravait le plus souvent les souffrances d'une manière si marquée et si prompte, que la malade était obligée de sortir du bain quelques minutes après qu'elle y était entrée.

Les lavemens laxatifs, qu'indiquait une constipation opiniâtre, irritaient sans évacuer considérablement, si ce n'était au bout de plusieurs jours : et il fallut enfin suppléer à leur opération imparfaite, par le moyen des suppositoires.

Les narcotiques pris à d'assez grandes doses, soit par la bouche, soit dans des lavemens, ne calmaient que fort lentement et pour un temps très-court. Lorsqu'ils finissaient d'agir, les douleurs qu'ils avaient suspendues, se renouvelaient avec une violence que la malade jugeait être beaucoup plus grande que dans les coliques où elle n'avait point usé de ces remèdes.

Je m'assurai par un examen très-attentif et souvent répété; qu'il n'existait point de cause bilieuse ou autre humorale de cette colique; qu'il n'y avait point d'obstruction dure (dite *squirrheuse*) au pylore, ni dans aucune partie des intestins ; et qu'aucun signe ne manifestait la présence d'un état inflammatoire, ni d'aucune autre lésion organique dans ces viscères. Je reconnus ainsi que cette colique était essentiellement nerveuse ; dépendante d'une affection vicieuse du principe de la vie dans les intestins ; affection que reproduisaient très-fréquemment le travail de la digestion, ou d'autres causes irritantes.

D'après cette manière de voir, je réglai ainsi la méthode du traitement et le choix des remèdes de cette maladie.

On tint constamment appliqué sur la région épigastrique, un grand sachet piqué et rempli de camphre broyé grossièrement. On pratiqua aussi plusieurs fois le jour, sur toute la surface du bas-ventre, des onctions avec de l'huile camphrée à laquelle on ajoutait du laudanum liquide, lorsque les douleurs étaient les plus vives.

On fit faire à la malade un assez grand usage de tablettes de soufre. On l'astreignit à porter habituellement des caleçons ; et de plus, jour et nuit, une camisolle de flanelle à manches, appliquée immédiatement sur la peau.

Des pilules de camphre et d'assa-fœtida (préparées comme il a été dit dans l'histoire précédente), furent un remède principal, dont la malade fit alors usage journellement, et qu'elle a continué depuis pendant très-long-temps.

Ces remèdes produisirent dans l'espace d'environ trois mois, une guérison complette de cette colique. Depuis lors la malade n'a plus eu que quelques rechutes de ces douleurs, qui ont été très-légères et passagères, et qu'elle a pu imputer à des erreurs de régime. Les règles sont revenues à leurs époques naturelles. Les excrétions ont repris un libre cours. Les digestions se sont parfaitement rétablies, et la malade a acquis successivement autant de forces et d'embonpoint qu'elle en avait dans le meilleur état de sa santé avant cette maladie.

### III.

*Observations sur la cause de la colique iliaque essentiellement nerveuse.*

La colique iliaque essentiellement nerveuse est produite par une irritation *directe* du principe de la vie; dont l'affection particulière dans cette colique, ne se manifeste qu'en tant qu'elle fait dominer avec plus de force que dans les autres espèces de colique, le mouvement antipéristaltique des intestins sur leur mouvement péristaltique. Je vais exposer ce qu'on peut ajouter aux observations connues relativement à cette dominance, qui est contre l'ordre naturel ; et aux suites qu'elle peut avoir.

Les mouvemens péristaltique et antipéristaltique des intestins ; que manifeste communément la dissection des animaux vivans ; ont été démontrés, même dans les gros intestins, par Wepfer, Morgagni, Haller et d'autres anatomistes célèbres ; auxquels on a opposé vainement les assertions négatives de ceux qui ont dit n'avoir jamais reconnu ces mouvemens.

Dans le mouvement péristaltique des intestins ( suivant des observations curieuses que Leidenfrost a eu l'occasion de faire ), la portion d'intestin qui en est affectée, se gonfle, et ses tuniques se renflent en tout sens ; en même temps que cette partie du canal intestinal s'étend suivant sa longueur.

Ainsi le mouvement péristaltique est une suite d'érections et de détentes dans des portions successives du canal intestinal. La production de ce mouvement me paraît être analogue à celle du mouvement vermiculaire ou du rampement des limaces (1).

---

(1) J'ai expliqué ce rampement, p. 146, 7 de ma *nouvelle Mécanique des mouvemens de l'homme et des animaux*.

Ce mouvement péristaltique s'exécute donc d'une manière analogue dans les intestins ( de même que dans l'estomac et dans l'œsophage), par les fibres musculeuses de ces organes, qui sont susceptibles d'une infinité de mouvemens divers. Non-seulement ces fibres sont placées dans des sens extrêmement différens, étant longitudinales, transversales, circulaires, coupées d'inscriptions tendineuses: mais encore le principe vital peut donner les directions les plus variées aux diverses parties de ces fibres, qui n'ont point d'attache qui soit absolument fixée. Car en exerçant la *force de situation fixe* dans tels ou tels endroits de ces fibres, le principe vital peut y établir spontanément des points fixes; par rapport auxquels il peut rapprocher ou éloigner d'autres parties de ces mêmes fibres, dans lesquelles il exerce des forces de contraction et d'élongation (1).

On n'a pu encore indiquer (2) une raison suffisante, de ce que dans l'état sain, le mouvement péristaltique des intestins ( qui con-

---

(1) Voyez mes *nouveaux Élémens de la science de l'homme*, 72-82.

(2) Comme je l'ai remarqué, page 11 de ma *nova Doctrina de functionibus naturæ Humanæ*.

duit la pâte alimentaire du duodénum aux gros intestins ) prévaut sur leur mouvement antipéristaltique ; de sorte qu'il faut rapporter cette dominance naturelle du premier de ces mouvemens sur le second, à une loi primordiale du principe vital.

Mais cette affection primitive du principe vital est changée et intervertie dans la passion iliaque, et le vomissement ; où le mouvement antipéristaltique domine sur le péristaltique. Schwartz a prouvé par ses expériences, que cette interversion peut avoir lieu, et produire le vomissement ; lorsqu'on pique divers endroits du cerveau ou du cervelet, ou les nerfs de la huitième paire près de leurs origines, ou bien le plexus mésentérique. Brunner, en irritant les intestins mêmes dans divers animaux, y a excité des convulsions ; qui ont fait remonter les matières excrémentitielles qu'ils contenaient, dans l'estomac et l'œsophage.

Cette prédominance du mouvement antipéristaltique des intestins a produit dans plusieurs cas de passion iliaque, ou d'affection approchante de cette passion, l'effet singulier de faire rejeter par le vomissement un liquide qui avait été pris en lavement ; souvent peu de temps après qu'il avait été reçu, et sans aucun mélange des humeurs ou matières qu'avaient contenu alors les premières voies.

Ces faits sont attestés par un grand nombre d'auteurs qu'a cités Morgagni (1), auxquels on peut joindre Vanswieten et de Haën. D'autres auteurs, cités par Morgagni (2), assurent qu'on a vu aussi des malades rendre des lavemens par la bouche, quoiqu'ils n'eussent point de passion iliaque, ni même de colique; et qu'un ou deux d'entr'eux eussent seulement une légère constipation.

D'après ces autorités, on ne doit pas trouver surprenant que le même phénomène ait eu lieu, suivant toutes les apparences, chez l'un et l'autre malade, dont j'ai rapporté ci-dessus les histoires.

Morgagni dit avec raison (3), qu'il ne faut pas rejeter facilement aucune cause probable de ce phénomène, qui est difficile à expliquer.

Il ne suffit pas d'y considérer, que la matière du lavement est chassée vers la bouche par un effet du mouvement antipéristaltique, que le principe vital singulièrement irrité fait dominer sur le péristaltique; et qui commençant dans les gros intestins, se continue

---

(1) *Epist. Anat. Med.* XXXIV, n. 29.
(2) *Ibid.*
(3) *Epist. cit.* n. 32.

dans les grêles et jusqu'à l'estomac. Mais la principale difficulté d'expliquer ces faits, consiste à indiquer comment la valvule de l'iléon donne alors passage dans l'iléon à la matière du lavement contenue dans le colon.

On n'a donné jusqu'ici aucune explication de ces faits qui ne manque de vraisemblance. De Haën, qui n'a négligé aucun moyen qu'il pouvait avoir d'en rendre raison (1), a dit que dans des cas semblables, le mouvement antipéristaltique des intestins peut être si considérable, qu'il cause une forte pression des excrémens contre la valvule de l'iléon, et que cette pression allonge et distend cette valvule, et en fait disparaître l'anneau. Mais il n'est pas vraisemblable qu'un tel effet ait pu être produit par la seule impulsion qu'exerçait contre la valvule de l'iléon le liquide d'un lavement chassé par le mouvement antipéristaltique du colon, dans des cas où rien n'indique qu'il se fut amassé une grande quantité de matières fécales dans le colon, et où elles n'ont point été rejetées par le vomissement.

Il me paraît probable que dans le cas où le mouvement antipéristaltique chasse du

---

(1) Voyez ses *Prælectiones in Pathologiam Boerhavii*, T. III.

colon dans l'iléon le liquide qui a été reçu en lavement, l'anneau de la valvule de l'iléon se relâche spontanément ; tandis que dans son état naturel il résiste avec force aux pressions des matières contenues dans le colon ; et que ce relâchement a lieu par un effet de l'affection contre nature qu'éprouve alors le principe vital, dont l'influence gouverne les forces toniques et musculaires de cet anneau (1).

## IV.

*Observations sur le choix des remèdes appropriés dans la colique iliaque essentiellement nerveuse.*

Vogel a dit beaucoup trop généralement que le bain d'eau chaude adoucit très-efficacement toute espèce de douleur de colique. L'effet de ces bains est souvent équivoque dans la colique essentiellement nerveuse ;

---

(1) Je rappellerai ici ce qu'a dit Tulpius, dans la description qu'il a donnée de la valvule de l'iléon. Il a pensé que l'anneau auquel tient le rideau, qui pend de cette valvule à l'extrémité de l'iléon, et qui en ferme l'ouverture, est une partie *animée*, comme est l'orifice de l'estomac (le pylore), qui s'ouvre ou se ferme suivant qu'il convient à l'action de l'*âme* inhérente à chaque organe vivant.

souvent ils ne peuvent y affaiblir assez promptement la constriction spasmodique qui occupe certaines portions du canal intestinal; et pour lors leur effet relâchant accroît dans d'autres portions de ce canal, la distension flatueuse et douloureuse.

Cette distension était sans doute, par rapport à la constriction alternative d'autres portions d'intestins, l'affection qui causait habituellement le plus de souffrance dans la colique chronique dont j'ai donné l'histoire. Car la malade y était particulièrement soulagée par des compressions fortes et long-temps continuées à l'endroit du siége de ses plus vives douleurs.

Dans cette colique les narcotiques peuvent avoir une action imparfaite et peut-être quelquefois nuisible. Chez la malade dont j'ai parlé, quand leur effet calmant finissait, les douleurs revenaient avec une violence sensiblement plus grande qu'avant l'usage de ces remèdes. Sans doute, dans des cas semblables, où l'on peut croire que les malades ne se trompent pas sur ce sentiment d'aggravation de leurs douleurs après avoir pris de l'opium; lorsque ce remède cesse d'agir comme calmant sur les nerfs de la partie affectée, il conserve encore un reste d'action excitante sur les vaisseaux de cette partie, qui peuvent en être alors spécialement susceptibles (par exemple, dans une suppression d'évacuations de sang habituelles); et cette excitation ne peut que rendre plus cruelles les douleurs qui se reproduisent.

Les remèdes indiqués dans cette colique iliaque, que l'on reconnaît être essentiellement nerveuse; par l'exclusion de toutes les causes dépendantes de lésions organiques et de vices des humeurs; doivent être pris dans la classe de ces remèdes désignés communément par le nom d'antispasmodiques, qui agissant directement sur le principe vital, changent le mode de son affection morbifique persévérante. Mais dans la classe de ces antispasmodiques, quels sont ceux que l'on doit choisir de préférence?

Ce sont ceux dont la vertu étant attachée à des principes singulièrement pénétrans et diffusibles, en même-temps qu'elle s'exerce sur les membranes de l'estomac et des intestins, agit dans une infinité de points de l'habitude du corps; et y produit dans le principe vital de nouvelles affections sans nombre. Toutes ces affections affaiblissent la concentration et les directions que les forces de ce principe doivent avoir pour agiter fortement les intestins, où il ressent de vives douleurs; et leur imprimer un mouvement antipéristaltique dominant; à telle époque de la digestion des alimens, ou bien dans telle autre circonstance où la colique est habituellement déterminée.

C'est pourquoi dans le traitement de la colique iliaque essentiellement nerveuse, je préfère entre tous les remèdes qu'on a recommandés jusqu'ici pour des espèces analogues de colique et de cardialgie, le camphre et l'assa-fœtida (1). On connaît l'extrême volatilité du camphre; et l'on sait que l'odeur de l'assa-fœtida se fait sentir dans toute l'habitude du corps de l'homme qui en a pris, et dans toutes ses excrétions. Je crois devoir ajouter comme une remarque essentielle, que l'effet salutaire de ces antispasmodiques est plus assuré, en le donnant à petites doses fréquemment répétées (2).

---

(1) J'en ai obtenu encore récemment les meilleurs effets dans une colique nerveuse habituelle de M. S. de Carcassonne.

(2) J'ai trouvé plusieurs fois que le camphre et l'assa-fœtida étaient fort efficaces dans diverses affections graves du système nerveux, autres que des affections hystériques et hypochondriaques.

J'ai obtenu même dernièrement des effets très-avantageux de ces remèdes, donnés après les évacuations convenables; pour dissiper les accidens les plus graves que souffrait M. D. G. de Béziers, à la suite d'une

Une vue analogue fait présumer les bons effets que devait avoir ( de préférence aux autres diaphorétiques qui y étaient indiqués)

---

commotion très-violente du cerveau, causée par une chute de cheval.

J'avais lu dans l'*Allgemeine Deutsche Bibliothek*, tom. XXXIX, pag. 125, que beaucoup de malades, qui à la suite d'une commotion du cerveau causée par une chute ou autre impression violente sur la tête, avaient passé plusieurs jours sans sentiment et sans parole, étaient entrés en frénésie, etc. après les évacuations nécessaires, avaient été rétablis par le seul usage du camphre (succès qu'on rapportait à l'effet diaphorétique de ce remède).

Dans cette maladie de M. D. G., l'opium a produit aussi des effets salutaires. Bromfield a donné l'opium avec grand succès dans beaucoup de cas semblables de secousses avec froissement (*concussions*) de la substance du cerveau; même chez des sujets qui avaient le crâne fracturé, et qui n'ont point été trépanés.

Sans m'arrêter à l'explication *versatile* que Bromfield donne de ces effets de l'opium ( qu'il attribue à la vertu que l'opium a d'atténuer le sang ) ; je pense que c'est par sa vertu dite antispasmodique, et pour parler plus exactement, en faisant cesser l'*irritation*, ou plutôt l'affection du principe vital dans la partie du cerveau qui a souffert la commotion ; que l'opium amène le changement d'état de cette partie, et la résorbtion du sang qui tend à s'y fixer.

Je crois qu'il faut voir de même l'utilité singulière qu'a pour résorber le sang extravasé dans les grandes contusions, et après des chutes de haut ; la thériaque, le soufre pris journellement dans la colique nerveuse chronique, dont j'ai décrit l'histoire. Ce remède pénètre par ses émanations tout le corps de celui à qui on le fait prendre: et par conséquent son action diffusive peut produire des effets révulsifs très-étendus de

---

qui est un ingrédient principal de l'*infusum traumaticum*, et du *decoctum traumaticum* de Fuller, etc.

C'est aussi à leur action perturbatrice de l'affection qui a été imprimée au principe vital, que je rapporte l'efficacité singulière du camphre et de l'assa-fœtida dans plusieurs cas de plaies de la tête, et de commotions du cerveau.

Les bons effets que produisent alors ces remèdes, combinés avec l'opium, suivant les circonstances du malade, me paraissent être particulièrement dignes d'attention dans le traitement des plaies de la tête. Car l'illustre Desault ayant fait voir que, dans ces plaies, l'opération du trépan est presque toujours ou inutile ou pernicieuse (voyez ses *Œuvres chirurgicales publiées par Xavier Bichat, seconde partie*, pag. 40-1. 80-2); on a été depuis réduit, comme lui, à n'attendre le salut de ces blessés, que des effets révulsifs que peuvent opérer le tartre stibié (dont l'emploi est d'ailleurs nécessaire), et l'application des vésicatoires sur la tête.

Je rapporte au même principe qu'a l'utilité du camphre et de l'assa-fœtida dans les cas susdits, celle du castoreum dans des affections paralytiques, qui a été sur-tout recommandée par les Anciens. J'ai trouvé le castoreum sensiblement efficace, après les remèdes généraux, dans une affection soporeuse avec langueur paralytique des extrémités inférieures, dont était attaqué M. M. de Carcassonne.

l'affection des intestins qui a lieu dans cette colique.

Une semblable irritation révulsive très-étendue sur la surface du corps, paraît devoir être produite et renouvelée assidûment par l'application constante des flanelles sur la peau, et en tenant toujours vêtues les extrémités inférieures.

L'application perpétuelle de la laine sur la peau a été conseillée depuis Galien, aux personnes sujettes à de fréquentes coliques. Ce moyen ne peut que concourir avec l'usage interne du soufre, à rétablir la fonction de la transpiration, dont le dérangement doit aggraver les coliques habituelles.

On voit enfin que, dans le traitement de la colique iliaque nerveuse, il ne faut point négliger les remèdes externes qui excitent prochainement une révulsion efficace; comme est l'application perpétuelle du camphre, ou celle d'un vésicatoire sur l'endroit de la douleur, etc.

## V.

*Réflexions générales sur la méthode du traitement qui convient aux coliques iliaques essentiellement nerveuses.*

Il me paraît que toute méthode de traitement qui peut convenir aux coliques iliaques essentiellement nerveuses, doit être nécessairement, comme celle que j'ai suivie, une Méthode *Empirique*.

J'appelle Méthode *Empirique* de traitement d'une maladie, celle qui, par des remèdes spécifiques ou autres, dont l'expérience fait connaître l'utilité dans des cas *analogues*, change en entier l'affection du principe de la vie qui constitue l'état morbifique ; et remplace cette affection par d'autres qu'elle imprime à ce principe, et qui rendent susceptible de reproduire ses mouvemens naturels dans l'ordre qui entretient l'état de santé.

J'ai dit à la fin de la Préface de ma *Nova Doctrina de fonctionibus naturæ humanæ* ( imprimée en 1774 ), que toutes les méthodes de traitement des maladies doivent être rapportées à trois Ordres :

L'Ordre des méthodes *Empiriques*, qui sont celles que je viens de définir :

L'Ordre des méthodes *Naturelles*, dont l'objet direct est d'aider les mouvemens spontanés de la Nature ou du principe vital, qui tendent à opérer la guérison de la maladie (1).

---

(1) C'est dans ces méthodes naturelles, qu'on peut dire, suivant l'ingénieuse expression de mon respectable ami M. Poissonnier des Perrières ; que le Médecin accouche la nature, *Medicus naturæ obstetrix.*

L'Ordre des méthodes *analytiques*, où ayant décomposé une maladie dans les élémens dont elle est produite, on les attaque par des moyens directs, et proportionnés dans leur activité aux rapports de force et d'influence que ces élémens ont entr'eux ; afin que la nature puisse résoudre plus facilement cette maladie simplifiée.

La méthode de traitement de la colique iliaque essentiellement nerveuse, ne peut être ni *Naturelle*, ni *Analytique*. Elle doit être *Empirique*.

Cette méthode ne peut être *naturelle* : car la nature n'affecte dans cette colique aucuns mouvemens spontanés, que l'on voie aboutir à aucune terminaison salutaire. Cette méthode ne peut être *Analytique* : car quelque dangereuse ou rebelle que puisse être cette colique, sa nature ( à laquelle on peut donner le nom général de *Nerveuse* ) est, non-seulement très-obscure, mais très-simple ; et elle ne peut être décomposée en des élémens, dont on doive considérer séparément et suivre les indications particulières.

Pour développer et confirmer pleinement mon assertion, je crois qu'il est à propos, ( ce qui peut être d'ailleurs d'une utilité générale ) d'établir les limites des méthodes de traitement qui sont naturelles, et de celles qui sont analytiques.

*Des limites des Méthodes de traitement Naturelles ou qui se rapportent aux mouvemens spontanés de la Nature dans les maladies.*

C'est un principe très-faux, quoique répandu chez un très-grand nombre de Médecins ( qui heureusement ne s'y conforment pas le plus souvent dans leur pratique ): que les traitemens des maladies doivent être toujours rapportés aux efforts qu'y fait la nature pour en opérer la guérison.

Hippocrate a dit sans doute le premier que la nature avait la faculté de guérir les maladies. Cette puissance médicatrice de la Nature a été exagérée par les Médecins Hippocratiques. En dénaturant cette idée grande, et vraie avec les restrictions convenables; ils ont été entraînés à des assertions vagues et beaucoup trop étendues. Le sage Boerhaave lui-même s'est trop livré à ces exagérations; comme on peut voir dans son discours *De honore Medici, servitute;* etc.

Cependant personne n'a été plus loin en ce genre que Stahl; qui d'après des idées analogues de Vanhelmont (sur son *Archée*), a prétendu que dans les maladies laissées à elles-mêmes, la Nature, qu'il croit être une Ame prévoyante, donne spontanément aux organes du corps vivant, des mouvemens qu'elle dirige et coordonne de manière qu'ils opèrent la guérison de ces maladies.

Il n'est pas douteux que ce ne doive être par les opérations même de la Nature, que les maladies sont guéries; puisque la Nature produit dans le corps vivant tous les mouvemens qui constituent, et la maladie, et le retour à la santé. Mais il est essentiel de reconnaître que si la nature peut guérir communément ( quoique souvent d'une manière moins parfaite) les maladies simples et peu graves, par ses seuls mouvemens spontanés; elle ne guérit très-souvent les maladies compliquées et dangereuses, que par des mouvemens qu'il faut que l'Art lui imprime, et qu'il gouverne par les moyens, et suivant les règles qui lui sont propres.

Sans qu'il faille admettre aucunes directions *volontaires* d'une Ame ou d'une Nature médicatrice, on voit que les maladies simples et peu graves peuvent se guérir d'elles-mêmes; 1°. parce que leur durée est nécessairement limitée par leur forme essentielle; 2°. parce que des flux ou d'autres affections que déterminent ces maladies, peuvent avoir accidentellement des effets salutaires; soit en changeant la manière d'être morbifique des organes, soit en dissipant une partie de la cause humorale.

Lorsque les maladies sont graves ou compliquées, les effets qu'elles déterminent peuvent y être quelquefois accidentellement salutaires : mais il est trop rare qu'elles se guérissent d'elles-mêmes. C'est ce que démontrent les histoires des malades qu'Hippocrate a rapportées dans le premier et le troisième livre de ses Épidémiques.

Je ne sais pourquoi on a dit que les idées de Vanhelmont et de Stahl ont été renouvelées et développées dans l'École de Montpellier il y a vingt-cinq ou trente années.

A cette époque qu'on indique, j'étais Professeur et Chancelier de cette Université célèbre. Or, tous ceux qui ont suivi alors mes leçons de Médecine-Pratique, et qui ont lu mes Nouveaux Élémens de la Science de l'homme ( publiés en 1778 ); ont dû reconnaître que dans tous les points importans, ma doctrine sur les fonctions de l'homme vivant, sur les causes des divers genres de maladies, et sur les différentes méthodes de leur traitement, a toujours été *diamétralement* opposée, et à celle de Vanhelmont, et à celle de Stahl.

J'ai été des premiers en France à recommander plusieurs observations que Stahl a faites avec sagacité sur les hémorrhagies ; et sur d'autres genres de maladies. Mais en même temps j'ai indiqué plusieurs des erreurs nombreuses auxquelles il a été induit dans sa pratique par le vice perpétuel de sa théorie. C'est ainsi que, dans les fièvres intermittentes, il a respecté beaucoup trop souvent, et trop long-temps, des mouvemens de la Nature qu'il fallait combattre; et qu'il a rejeté pernicieusement l'usage du quinquina dans telles de ces fièvres où il est parfaitement indiqué, pourvu que son administration y soit préparée et réglée convenablement; etc. etc.

Stahl a été certainement un homme de génie dans la Chimie, comme le démontre son *Specimen beccherianum*. Mais il ne peut être compté parmi les médecins-praticiens d'un ordre supérieur, et tel qu'a été, par exemple, de nos jours, le célèbre Stoll.

*Des limites des Méthodes de traitement* Analytiques, *ou qui se rapportent à l'*Analyse *des maladies.*

Les Méthodes Analytiques du traitement des maladies, se rapportent à l'analyse des maladies, qui en fait considérer séparément les élémens constitutifs. On voit que ces méthodes ne peuvent convenir qu'à des maladies dont les élémens se développent successivement, ou bien qui sont compliquées ; de sorte qu'on puisse y observer des parties distinctes, et les traiter par des moyens relatifs à chacune de ces parties. Ainsi les limites des méthodes analytiques du traitement des maladies semblent être suffisamment fixées.

Cependant il n'est point de méthode du traitement des maladies, qui ne dût être dite analytique ; si en adoptant une dénomination qui s'est nouvellement répandue, on appellait *Analyse*, toute bonne manière de philosopher ou de raisonner dans la Science de la Médecine-pratique.

On a pu être conduit à cette application trop étendue du terme d'*Analyse*, par quelques expressions inexactes de l'Abbé de Condillac, qui tenaient à des idées trop peu définies qu'avait sur l'Analyse ce Métaphysicien, qui est d'ailleurs justement célèbre.

Quand on rapproche ce que Condillac a dit sur l'*Analyse* (1), on voit qu'il a nommé *Analyse*, la Méthode Philosophique, dans laquelle on fait, 1.° la décomposition entière

---

(1) Dans son *Art de Penser* ( en divers endroits, et spécialement p. m. 129-32 et 222-31, édit. de Paris 1798, an VI.

des qualités ou des élémens de l'objet dont on veut connaître la nature : 2.º la distribution des idées partielles ainsi acquises, dans un *ordre de gradation* simple, qui fasse remonter à l'origine de l'objet, par une *génération* qu'on s'en forme; 3.º *la composition* de ces idées ou notions partielles, comparées par tous les côtés ( et sur-tout sous les rapports favorables à la découverte qu'on a en vue ); de manière qu'on épuise, s'il est possible, toutes leurs *combinaisons* ( par addition et soustraction ) jusqu'à ce qu'on leur ait fait reproduire complètement l'idée de l'objet dont on s'occupe.

Cette *Méthode d'Analyse* que Condillac prend dans un sens si étendu, qu'il y renferme aussi la *synthèse* ou recomposition des objets analysés; consiste donc à diviser, ordonner, et combiner le mieux possible les idées partielles qui doivent composer l'idée entière de l'objet qu'on veut connaître. Mais tous les hommes qui se sont livrés à des recherches dans les sciences de faits, ont séparé, ordonné, et combiné des connaissances particulières pour s'élever à des vérités générales. Ils l'ont fait avec plus ou moins d'avantages ou de défauts, suivant le caractère de leur esprit, et l'étendue de leur savoir.

En dernier résultat, sur quoi sont fondés les procédés de cette méthode d'analyse ? Comment peut-on comparer les idées partielles des qualités ou des élémens d'un objet sous tous les rapports possibles ; les distribuer suivant la gradation la plus simple ; les combiner de toutes les manières qu'on juge ou pressent devoir être avantageuses pour se former l'idée parfaite de cet objet ; si on n'estime le degré d'*analogie* qu'ont entre elles ces idées partielles, et si on ne fonde sur cette analogie des *inductions*, d'abord plus limitées, et ensuite générales ?

Il faut donc toujours en revenir au principe de l'*induction* fondée sur l'*analogie* des faits particuliers ; principe qui a été suivi de tout temps, dans les sciences de faits, par les hommes doués d'une logique naturelle. Mais l'on n'a pas été plus avancé dans l'étude de ces sciences, en suivant l'idée de Bacon qui a fait de ce principe une règle générale de logique artificielle (1).

---

(1) Baker (dans ses *Réflexions sur les Sciences*) a fort bien dit contre Bacon : que quelque sûre que la voie de l'*induction* ait pu paraître à Bacon, une seule circonstance qui vient à la traverse dans une expérience, peut aussi aisément détruire l'*induction*, qu'un terme ambigu peut mettre un syllogisme en défaut. Il ajoute qu'il n'y a qu'à en faire l'essai sur les parties que Bacon a données de l'Histoire Naturelle.

Personne ne peut douter d'ailleurs qu'il ne soit nécessaire, de ne pas suivre seulement l'impulsion de l'esprit qui tend aux découvertes, mais encore de le diriger dans son progrès conformément aux règles les plus parfaites de la méthode philosophique ; dans les recherches que présentent les sciences de faits, et particulièrement celle de la Médecine-Pratique (1).

Plus on fait usage de la bonne méthode de philosopher dans la science de la Médecine-Pratique ; plus on reconnaît que toutes les parties essentielles de cette science sont entièrement hétérogènes aux sciences de la Physique générale, de la Chimie, et de l'Histoire Naturelle. Celles-ci peuvent lui fournir quelques applications heureuses, et plusieurs remèdes précieux. Mais la science de l'Art de guérir, sans négliger aucuns des

---

(1) C'est ce que j'ai principalement recommandé, et dont j'ai fait voir l'utilité par des exemples nombreux ; dans tous les cours publics et particuliers de Médecine-Pratique, que j'ai faits dans l'Université de Médecine de Montpellier depuis 1765 jusqu'en 1781. J'ai eu pour Auditeurs dans ces cours, beaucoup de Médecins très-distingués, qui conservent avec intérêt et reconnaissance le souvenir de la doctrine qui m'appartient spécialement.

moyens subsidiaires qu'elle peut leur devoir, existe par elle-même, et reste indépendante.

L'utilité première de cette science semble pouvoir la placer au-dessus de toutes les autres connaissances humaines. Mais à ne considérer que l'exercice et les développemens qu'elle peut donner aux facultés de l'intelligence, il n'est point de science plus digne d'occuper les hommes d'un génie élevé.

En effet, la science de la Médecine-Pratique renferme tous les élémens d'un calcul de probabilités, qui ne peut être porté à sa perfection dans une infinité de cas difficiles, que par les plus grands efforts de l'esprit. Dans ces cas, c'est par des combinaisons, souvent neuves, et toujours profondément raisonnées; qu'on doit s'assurer toutes les chances possibles d'un heureux succès, en liant des approximations sur la nature des maladies qui ne sont pas entièrement connues, avec d'autres approximations sur les effets des remèdes dont les vertus ne sont pas rigoureusement déterminées.

F I N.

---

MONTPELLIER,
De l'Imprimerie de Tournel Frères,
rue Aiguillerie, N.° 43.

1816.

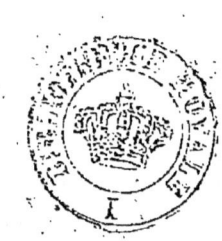

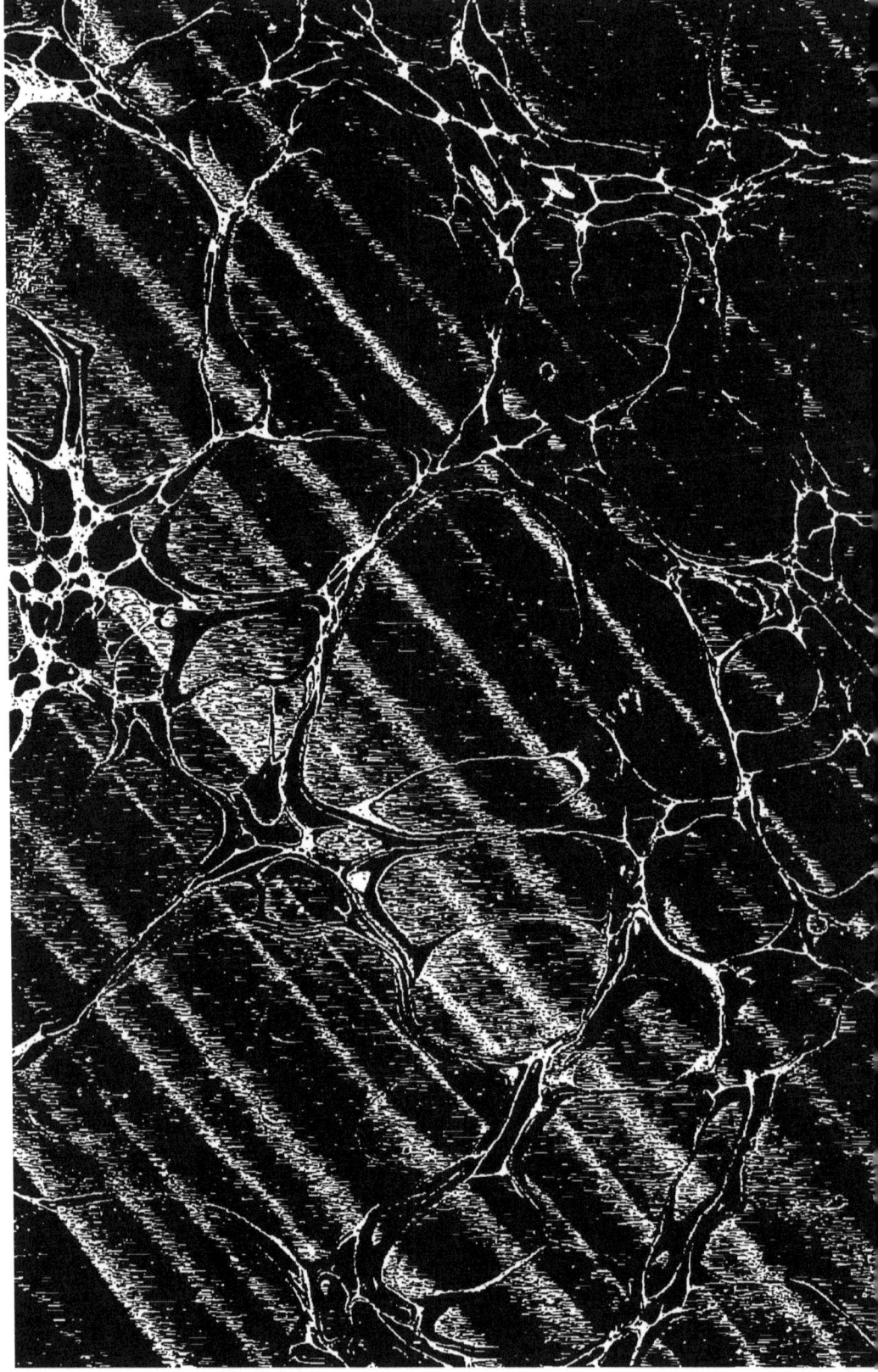

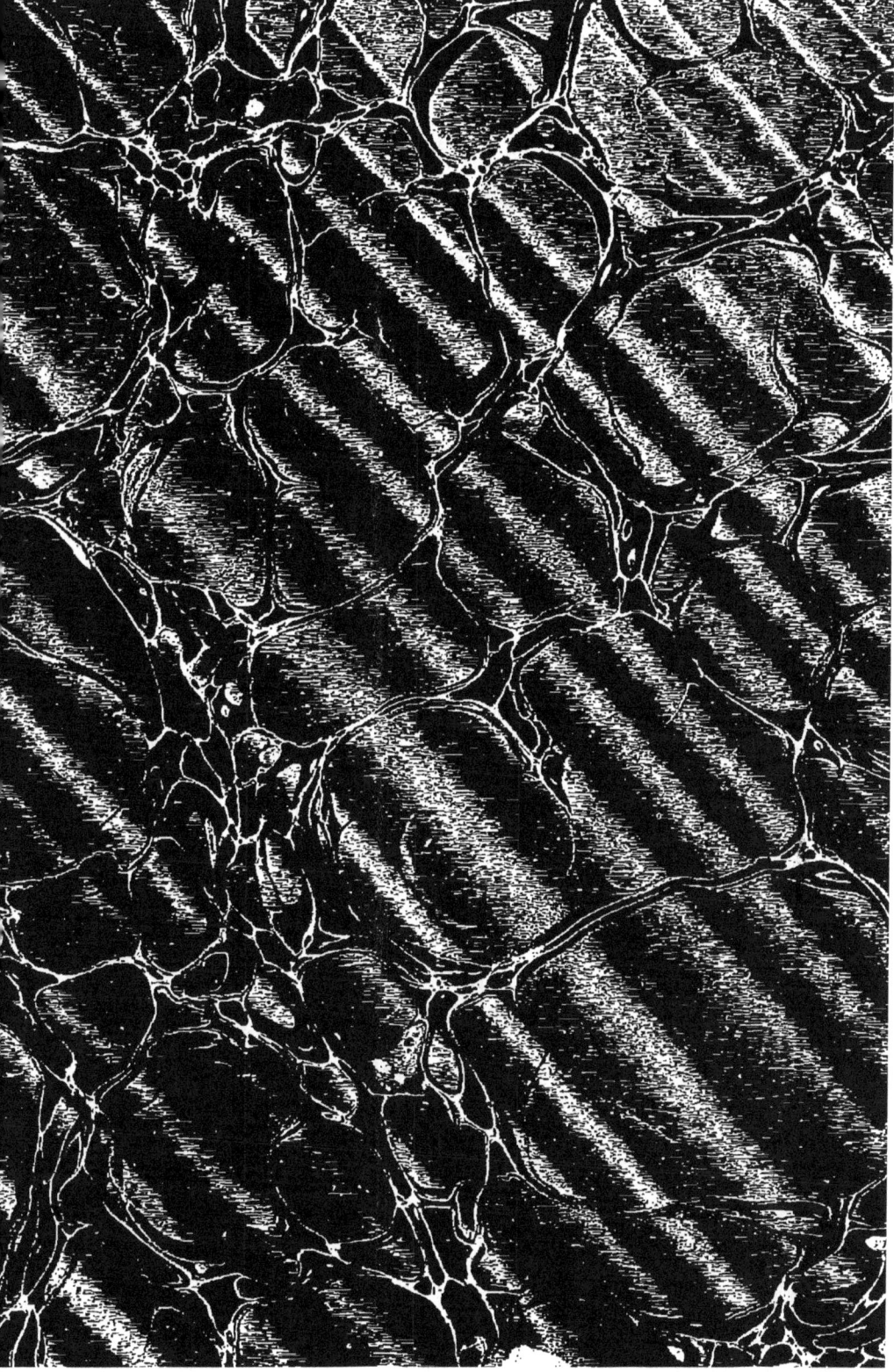

www.ingramcontent.com/pod-product-compliance
Lightning Source LLC
Chambersburg PA
CBHW070246100426
**42743CB00011B/2154**